I0783160

Arrête de me fumer la vie

Hacen MAHAZZEM

Lettre d'introduction

Si vous ouvrez ce livre, c'est qu'à votre tour, comme beaucoup d'entre nous, vous avez décidé de tourner la page sur cette soi-disant amie de tous les jours « la cigarette. » Celle qui vous suit partout, peu importe où vous allez ou ce que vous faites.

Elle était parfois là sans même que vous en ayez conscience. Installée discrètement à travers une habitude que, aujourd'hui, vous êtes prêt à laisser derrière vous.

Mais cette compagne insistante n'a pas l'intention de partir sans résister. Pour vous retenir, elle s'appuie sur son arme secrète : la nicotine, qui, sans faire de bruit, a fini par tisser sa toile autour de vous.

Pas d'inquiétude ! Ce n'est pas une fatalité. Ce livre est là pour vous montrer que cette ennemie n'est pas invincible.

Le livre que vous tenez entre vos mains a été écrit pour vous, avec la même détermination qui m'a aidé à me libérer de la cigarette, même après quelques rechutes.

Même quand parfois elle rôdera encore autour de vous après plusieurs jours d'arrêt, elle ne pourra pas vous retenir pour toujours. Plus elle s'éloigne de votre corps et de votre quotidien, plus elle perd de sa force. Croyez-moi, avec le temps et votre volonté, elle n'aura plus d'emprise sur vous.

Je sais de quoi je parle. Un jour, moi aussi, elle m'a fait tomber. Je me suis retrouvé par terre, à plat ventre, essayant de récupérer des mégots d'un cendrier tombé par terre. Mais grâce aux méthodes et conseils que je partage dans ce livre, j'ai réussi. Dès le troisième jour, je respirais mieux, mes poumons se réveillaient, et j'ai pu lui dire : « Ma petite, tu n'as plus ta place ici. Pars, et ne reviens plus jamais. »

Et elle est partie. Cette soi-disant amie qui me suivait partout, qui me donnait l'illusion de contrôler ma vie, a disparu pour de bon.

Petit à petit, jour après jour, je me suis libéré, et vous le pouvez aussi.

Comment y arriver ? Laissez-vous guider par les pages qui suivent. Si vous sentez que c'est difficile parfois et ça le sera... alors, n'hésitez pas à revenir en arrière, à relire, à reprendre des forces. Vous finirez par pouvoir le dire haut et fort : « Je respire enfin. »

Préface

Pour tous ceux dont la mémoire vibre encore au souvenir du premier frisson de la cigarette, il reste une image, tendre et floue, suspendue quelque part dans le passé. Une scène gravée sans qu'on ne sache très bien si on veut vraiment l'effacer... du moins, pas encore.

C'était peut-être au détour d'une balade dans un vieux chemin de campagne, à rire et courir sous le soleil. Ou alors sur une plage, l'été des grands éclats de rire, ce moment où un copain, avec ce regard de conspirateur, a tendu maladroitement une cigarette, comme on offrirait un trésor interdit. On se sentait soudain un peu plus grand, un peu plus libre. On se croyait invincible.

Il y a eu aussi ces jours plus sombres. Cette époque où, vidés de nos moyens et de nos forces, on fouillait parfois les trottoirs ou les parcs à la recherche d'un mégot, juste pour retrouver quelques bouffées de ce qu'on pensait être du réconfort. On s'improvisait artisans, roulant des cigarettes avec des restes, comme pour recoller les morceaux d'une habitude devenue besoin.

Mais aujourd'hui, à tous ceux qui sentent grandir en eux ce désir sincère de larguer les amarres, de briser cette chaîne invisible qui serre encore un peu trop fort, je veux parler. À vous qui rêvez de respirer pleinement, sans ce voile qui floute les matins clairs. À vous qui savez qu'une première bouffée de liberté est toujours plus douce que n'importe quelle fumée.

À vous, je dédie ces mots, simples et honnêtes, dans un poème que j'appellerai tout simplement : « Arrête de me fumer la vie ! »

Arrête de me fumer la vie !

Dans la lumière des mots sincères,
bravons ensemble nos chaînes amères.
Libérons-nous de cette entrave,
de cette fausse amie qu'était le tabac grave.

Je revois ce matin, ce froid mois de novembre,
où, j'ai jeté ma dernière braise dans l'ombre.
Un peu plus tard, l'idée de ce livre a surgi,
un souffle de lumière que je vous offre aujourd'hui.

Le chemin vers la liberté est pavé d'épines,
je pense à cette fête, aux rires qui s'inclinent.
Où tout le monde fumait, et moi, silencieux,
j'ai compris que j'étais libre, fragile mais heureux.

Même quand l'envie revenait me tenter,
je choisissais de marcher, de respirer.
Car même dans une nuit de douleur,
sous les étoiles, fuyait cette ancienne peur.

Ce livre est un ami fidèle dans la tourmente,
rallumant l'étincelle vacillante.
Quand je lisais mes pensées, perdu dans la nuit,
le matin je pouvais dire : « Tiens bon, aujourd'hui. »

Alors, restons maîtres de notre chemin d'espérance,
unis, battants dans la même danse.
Frères, sœurs, cœurs battants en silence,
où chaque jour sans fumée est une délivrance.

Le processus naît dans un souffle léger,
un matin tout simple où l'on décide d'oser.

Car, la cigarette, amante fausse et menteuse,
elle volait nos heures précieuses.

Alors j'ai compris que cesser de fumer,
c'était respirer sans plus s'empoisonner.
Au début, c'était comme un rêve éveillé,
retrouver son corps, retrouver sa santé.

À ceux qui cherchent la douce liberté,
prenez ces mots comme un pont de clarté.
Suivez ceux qui, souvent, ont chuté,
et qui, aujourd'hui, sourient en toute fierté.

Ensemble, marchons vers l'aube de nos vœux,
où le tabac s'efface dans un simple adieu.
Dans nos mains brillera cette fierté retrouvée,
celle d'aimer, de vivre, de pleinement respirer.

Car affranchis de cette étreinte glacée,
nous bâtirons un monde apaisé.
Où chaque souffle sera un chant,
et chaque sourire un triomphe éclatant.

Importance de l'arrêt du tabac

Je me souviens encore de ce matin d'hiver, froid et lumineux. Dehors, il ne faisait pas beau du tout, ou j'aurais préféré rester au lit, mais voilà, il me faudrait tôt ou tard sortir pour aller travailler. C'était un matin qui me paraissait comme les autres… Mais, ce matin-là, quelque chose a changé en moi. Je sirotais mon café, une cigarette à la main, quand mon regard s'est posé sur mon paquet. Cette fois-ci, impossible d'ignorer ce que je voyais : une image saisissante d'un poumon abîmé, et juste en dessous ces mots simples et puissants : « Fumer tue. »

Au début, quand ces images ont débarqué sur les paquets de cigarettes, franchement, je n'y ai pas prêté grande attention. C'était là, partout, sur les bureaux de mes collègues, sur le comptoir du café pas loin de chez moi, dans la poche arrière d'un ami. On voyait ces photos un peu crues, oui, mais on s'en accommodait. C'était devenu presque un décor de fond. Un truc gênant qu'on évitait de regarder trop longtemps.

Mais ce jour-là, devant mon café, chez moi, tout seul, quelque chose a été différent.

La cuisine sentait le café tiède, un vieux journal froissé posé sur la table, l'odeur légère de cigarette froide qui flottait dans l'air. J'avais attrapé machinalement mon paquet, sorti une clope, et là… vlan !… mon regard est resté accroché à l'image, comme si, tout à coup, elle m'appelait. Comme si elle me parlait directement à moi.

La photo était la même que d'habitude, un poumon noirci, abîmé. Mais ce jour-là, elle n'était plus juste posée là. Elle m'a frappé en plein ventre. J'ai senti un pincement, un malaise, comme si mon corps, malgré moi, reconnaissait quelque chose qu'il essayait d'ignorer depuis longtemps.

Pour la première fois, je n'ai pas reposé le paquet en me disant « oh, encore un avertissement. » Non. J'ai vu, j'ai vraiment vu. Et ça n'avait plus rien d'une menace lointaine, mais comme une main tendue, une main amicale, presque timide, qui me disait : « viens, prends soin de toi. »

Pas une claque prit en pleine gueule non...pas un choc brutal, pas une crise de panique, mais plutôt un frémissement, un petit quelque chose qui s'est ré-veillé au fond de moi. Un mélange de peur, de ten-dresse pour moi-même, et, pour la première fois de-puis longtemps, une envie très forte de me choisir. S'en était assez de cette ennemie du quotidien, celle qui peu à peu me bouffer de l'intérieur.

À partir de ce moment, l'idée d'arrêter de fumer a doucement germé dans mon esprit, une injonction à ne plus fumer. Pas une peur paralysante, mais plutôt une envie de mieux, une envie de vivre pleinement. Allez ouste ! dehors de ma vie... toi la méchante.

Dans les semaines qui ont suivi, j'ai commencé à écouter mon corps. Le souffle court quand je montais les escaliers, ce souffle un peu court, qui finissait par devenir un message d'encouragement à changer. Et puis, il y a eu ce moment bouleversant où mes nièces en les raccompagnant chez ma sœur, dans un immeuble sans ascenseur, où il fallut emprunter les escaliers. Elles m'ont demandé avec toute la force du monde : « T'es malade ?... On va trop vite pour toi ? » Ce fut un déclic, un appel à l'amour, à la transmission d'une vie plus saine. Ma sœur n'habitait pourtant qu'au 2ème étage.

Quand j'ai pris la décision d'arrêter, j'ai choisi de ne pas voir cela comme une privation « de soi-disant de liberté, de grandeur », mais comme un immense cadeau que je m'offrais. Le début d'une aventure vers une version plus libre et plus forte de moi-même.

A peine quelques jours après, j'ai redécouvert la marche, quand le soir je sortais m'oxygéner, comme si je réapprenais à respirer vraiment. Marcher tout simplement dans la rue, traversant les quartiers un à un, sentir l'air froid emplir mes poumons. Dans mes sorties nocturnes sans cigarette, rien que moi, tout seul avec mes pensées, c'était déjà pour moi, une victoire, un pas de plus vers la liberté. Et puis, il y a eu un samedi matin de sortie, alors que je me dirigerais vers la boulangerie pour acheter mon pain. C'était au tout début du printemps, je me suis senti bien, alors que les arbres se couvraient de bourgeons, j'ai eu cette sensation profonde d'être en train, moi aussi, de renaître.

En cette matinée, dans cette courte marche, j'ai également fait de la respiration consciente mon alliée. Inspirer profondément, gonfler mon ventre comme une voile prête à s'élancer, puis expirer lentement... Par moment, je faisais ses exercices de respirations profondes, sans le faire exprès mais avec bruit, que les gens qui me croisaient pensées que j'en souffrais. Mais non, un sourire lancer dans leur directement a suffi pour les rassurer.

Ces exercices simples ont transformé aussi mes soirées. Allongé sur la moquette du salon, une main sur le cœur, l'autre sur le ventre, et voilà que je prenais ma respiration profonde, gonfler mon ventre, puis expirer lentement. Pendant ce temps, je me faisais la promesse de vivre pleinement, libre de toute dépendance, surtout de cette ignoble copine, la nicotine pour en finir avec la cigarette.

Bien sûr, l'envie d'une clope revenaient parfois. Mais au lieu de le voir comme une ennemie, cette envie, je l'accueillais comme un signe dans mon corps qui se réajustait, qui apprenait à vivre autrement.

Les bienfaits ne se sont pas fait attendre, car j'avais plus d'énergie, mon souffle est devenu plus ample. Même mon rire a changé, plus franc, plus libre. Mon entourage l'a remarqué aussi. En allant voir ma sœur, après avoir seulement monté que de2 étages à pied, mon souffle était encore là. En ouvrant la porte, ma sœur a remarqué que je débordais de plus d'énergie qu'avant.

Mais bien sûr qu'arrêter de fumer ne m'a pas simplement progressivement rendu ma santé. Cela m'a offert une nouvelle façon de voir la vie, avec plus de gratitude, plus de présence, plus de joie, dans celle de me retrouver, de me choisir, jour après jour.

Aujourd'hui, quand je croise quelqu'un qui hésite à faire ce pas, je n'ai qu'une chose à lui dire : « Au-delà de l'effort, il y a un souffle nouveau qui vous attend. Un souffle qui transporte, qui nourrit, qui fait vibrer chaque instant avec une intensité nouvelle. »

Cette simple phrase sur un paquet « Fumer tue » a ouvert pour moi la porte vers une vie plus vibrante, plus pleine. Et si c'était aussi le début d'une belle renaissance pour vous ?

À gauche poumon d'un non-fumeur
À droite poumon d'un fumeur

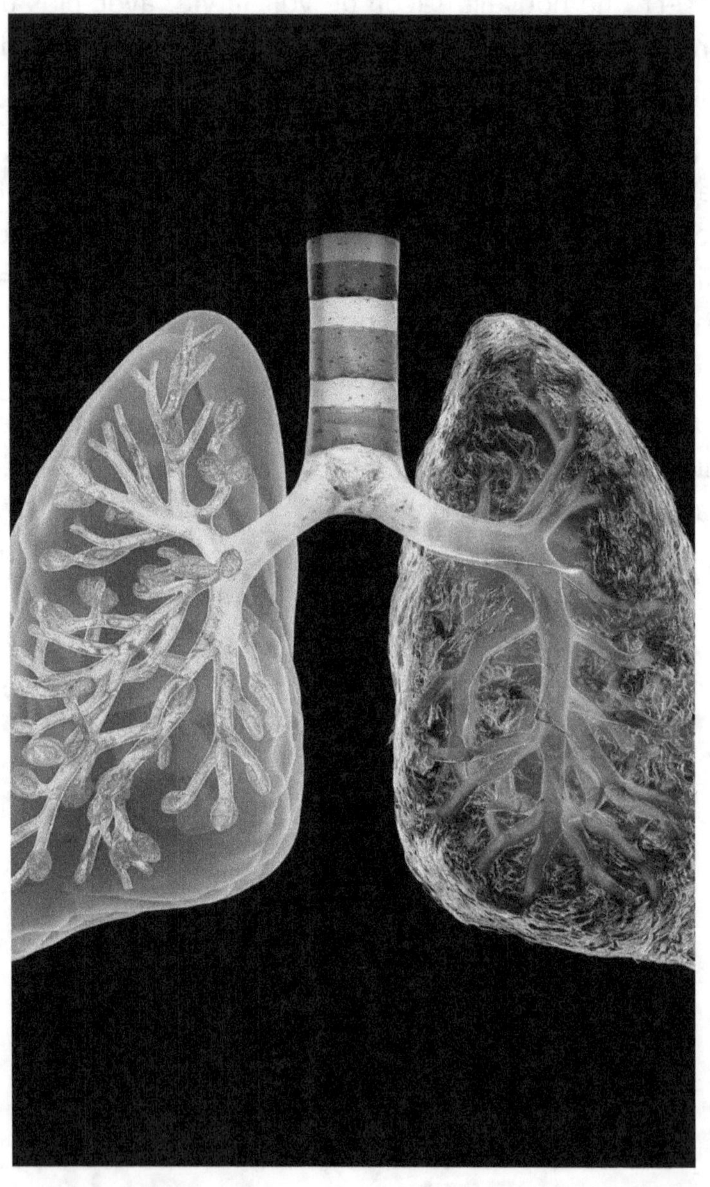

En parallèle de mes efforts pour régénérer mes poumons par de la marche et de la respiration profonde, j'ai tout bonnement regardé de plus près mon alimentation. J'ai commencé à penser à des repas colorés, pleins de fruits et légumes frais. Au début, ce n'était pas toujours facile, de passer d'un sandwich à la volée, à une assiette pleine de brocolis cuit à l'eau, ça demande un certain réajustement d'habitude alimentaire. Mais très vite, j'ai découvert que bien manger, c'était aussi se faire du bien de l'intérieur.

Je me souviens d'un dimanche matin, au marché qui se trouvait en face de chez moi, où j'ai eu un déclic. J'étais devant un étal débordant d'oranges, de mandarines, de mangues bien mûres. Leur odeur sucrée me rappelait les fruits que je mangeais quand j'étais chez de la famille, qui pour m'accueillir, me coupait des quartiers d'orange pour « me redonner de la force. »

Ces fruits regorgeaient de bêta-cryptoxanthine, un pigment naturel (souvent confondu avec les anthocyanines) qui agit comme un puissant antioxydant. Il aide à protéger les cellules de nos poumons contre les agressions, qui dans mon cas, la fumée de cigarette, s'était transformé, en une sorte de goudron, qui s'était déposée sur les parois de mes poumons.

Du côté des légumes, je ne vous cache pas que les épinards m'ont d'abord laissé sceptique. Mais un jour, j'ai testé une recette toute simple, avec épinards frais, ail, un filet d'huile d'olive... et là, révélation ! J'ai aussi testé avec les carottes rôties au four ou les brocolis croquants revenus à la poêle. Ces légumes m'ont apporté une vraie énergie. Je réapprenais à bien manger. Ces légumes, sont riches en vitamine A, en bêta-carotène, en vitamine C... tous des alliés précieux pour mes poumons.

Ce chemin vers une alimentation plus saine a transformé ma relation à la nourriture, et m'a surtout permis de sentir, jour après jour, mes poumons se renforcer.

Je ne pensais pas qu'une simple assiette d'épinards pouvait avoir un tel impact sur ma respiration. Et pourtant, ces feuilles vertes, riches en vitamine A, ont doucement commencé à faire partie de mon quotidien. Un jour, j'en ai glissé une bonne poignée dans une omelette, un peu par hasard, c'est devenu un rituel. Cette vitamine, je l'ai appris plus tard, joue un rôle essentiel dans la santé des muqueuses de nos poumons. Et ce que je ressentais, avec ma respiration qui devenait plus fluide, plus naturelle.

Les brocolis, eux, m'ont réconcilié avec la vapeur. Pendant longtemps, je les voyais comme une punition d'enfant. Puis un soir, un ami, chez qui j'étais invité, qui lui aussi avait réussi à arrêter de fumer, m'a préparé des brocolis croquants au citron et au sésame. Il m'expliquait qu'en plus d'être délicieux, ils sont bourrés de vitamine C, un antioxydant puissant qui aide nos poumons à se défendre contre les inflammations et les agressions extérieures. J'ai commencé à en manger régulièrement, et petit à petit, les épisodes de toux ont diminué.

Quant aux carottes, je les redécouvre sous une autre lumière aussi, en prenant conscience que leur bêta-carotène, transformé en vitamine A dans le corps, soutient aussi la santé pulmonaire. Un petit geste simple, comme ajouter quelques rondelles de carottes à mes plats, devenait un vrai coup de pouce pour mes poumons.

Depuis que ces légumes se sont installés dans mon assiette, j'ai senti une nette amélioration, avec une respiration plus ample, moins de congestion, moins de fatigue. C'était comme si mon corps se nettoyait doucement, respirait mieux. Ce n'est pas magique, en un seul coup de fourchette, mais c'est dans la régularité que j'en ressentais les bienfaits. Comme quoi, la nature sait souvent mieux que nous ce dont on a besoin.

J'ai aussi appris à redécouvrir quelque chose de tout simple mais tellement essentiel comme « L'eau. » Oui, juste de l'eau. J'ai commencé à me balader partout avec une toute petite bouteille d'eau, comme si c'était une extension de moi-même. Un vrai compagnon de route ! Boire régulièrement m'a aidé à me sentir plus léger, à éliminer ce que mon corps n'avait plus besoin de garder. Je voyais ça un peu comme un petit nettoyage intérieur, tout doucement mais permanent. Et mine de rien, ça change tout ! Plus d'énergie, moins de fatigue, et une vraie sensation de fraîcheur.

J'ai aussi fait très attention à mon environnement. Par exemple, je me souviens d'une soirée entre amis dans un bar enfumé... je n'y suis resté que cinq petites minutes, parce que j'ai senti mes poumons se contracter, comme pour me dire : « Pas ça, surtout pas ça. » Alors j'ai préféré m'éclipser, et je ne l'ai pas regretté. Éviter les lieux enfumés et la fumée des autres a été une des meilleures décisions pour accompagner dans ma guérison, mon combat contre la cigarette.

Alors, chaque jour qui passait sans cigarette, c'était une petite victoire. Je me faisais un café, je respirais profondément le matin, et je me disais : « Hardi p'tit... aujourd'hui encore, tu avances. » Et même dans les moments de doute, je gardais en tête que chacun de mes gestes comptait, que mon corps me remerciait à sa façon.

Ah, et en parlant de trucs étonnants... vous saviez que l'aubergine contient de la nicotine ? Oui, oui, ce légume qu'on fait griller l'été ou qu'on glisse dans un plat provençal. Bien sûr, on est très loin des quantités présentes dans le tabac, mais quand j'ai appris ça, j'ai eu un petit sourire. Comme si mon corps, en manque de nicotine au début, avait trouvé un plan B, à coup de ratatouille ! Une anecdote qui me faisait rire, mais qui me rappelait aussi que la nature a parfois de ces coïncidences étranges.

Finalement, en combinant hydratation, alimentation, environnement sain et volonté de fer, j'ai vraiment vu la différence. Pas spectaculaire, pas d'un coup, mais progressif. Une respiration plus libre, une énergie retrouvée... et surtout, cette sensation de reprendre le contrôle, un jour à la fois, pas à pas.

De la nicotine dans l'aubergine... c'est une info qui surprend toujours quand on l'apprend. Oui, ce légume qu'on savoure en ratatouille ou en caviar d'aubergine a un lien chimique, lointain mais réel, avec le tabac. Mais pas de panique, car la quantité est tellement minuscule qu'il faudrait en manger des kilos d'un coup pour ressentir quoi que ce soit... et même là... ce serait surtout une overdose de fibres plutôt que de nicotine !

En réalité, la nicotine, c'est une substance naturellement présente dans certaines plantes, surtout celles de la famille des solanacées, comme les aubergines, mais aussi les tomates, les pommes de terre ou les poivrons. C'est un genre de système de défense qu'elles utilisent pour éloigner les insectes, un peu comme une armure.

Pour nous, les humains, manger une aubergine ne présente aucun risque de dépendance, ni d'effet secondaire bizarre. Au contraire ! Ce légume est plein de bonnes choses, avec des fibres pour le transit, des antioxydants pour lutter contre le stress oxydatif, et plein de vitamines et minéraux pour faire le plein d'énergie. Je me souviens d'une moussaka maison préparée un dimanche. Rien de tel pour nourrir le corps et l'esprit... sans la moindre tentation de retomber dans la cigarette. Lorsque chez moi, à l'aide d'une recette trouvé dans un magazine, je me préparais des aubergines à manger, ça me faisait sourire de penser qu'en me préparant un plat sain, j'étais à mille lieues du tabac, tout en croisant son ombre... inoffensive, cette fois.

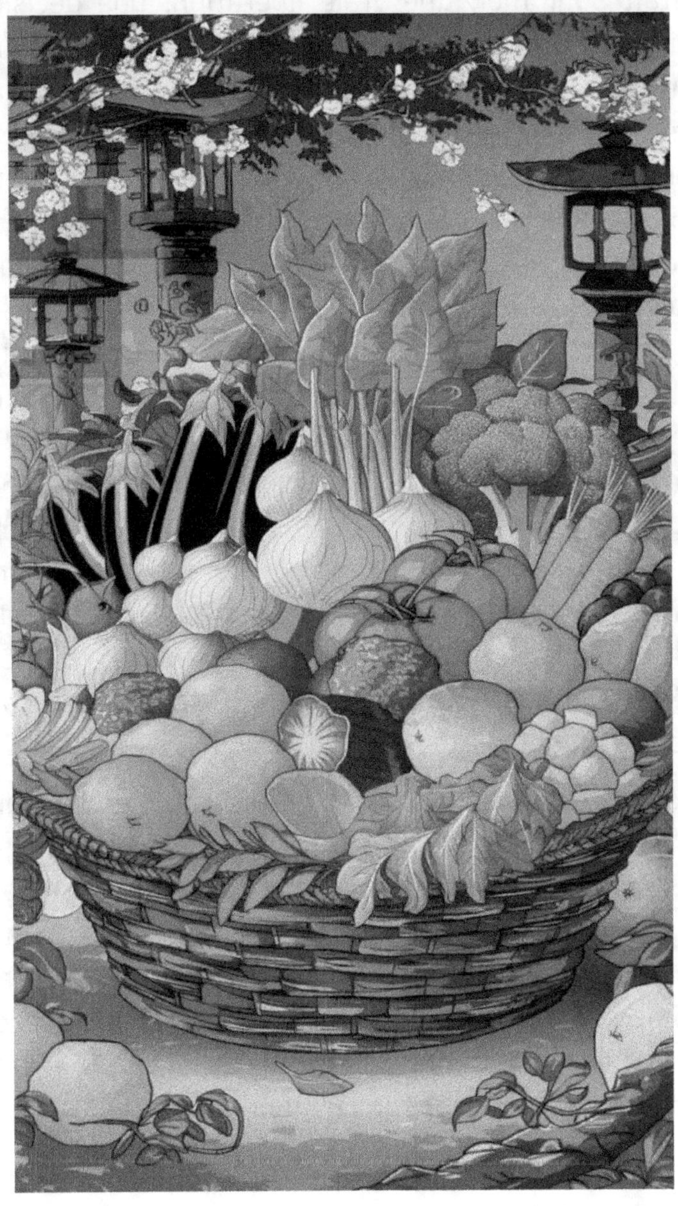

De plus, dans mon parcours d'arrêter de fumer, c'était pour moi, une vraie libération, une décision qui, petit à petit, changeait tout, comme ouvrir une porte vers un avenir plus serein. Les risques de maladies graves, comme l'athérosclérose, l'AVC ou certains cancers, diminuent considérablement. Pour ceux qui ne connaissent pas, l'athérosclérose, c'est ce phénomène où les artères s'encrassent à cause de dépôts graisseux, un peu comme une canalisation bouchée, où l'évier qui déborde... on a qu'une envie, celle de vite débouché cet évier. Eh bien, moins de fumée dans mes poumons, c'était plus de fluidité... dans tous les sens du terme, avec plus d'énergie au quotidien, un souffle bien meilleur, un sommeil plus réparateur. Et au fond, ce sont ces petites améliorations qui changent la qualité de vie. On redécouvre le goût des aliments, on se sent plus libre, plus en phase avec soi-même. C'est un vrai retour à soi. Quel bonheur ça a été pour moi !

Mais ce qui m'a le plus surpris, c'est qu'en arrêtant de fumer, j'ai aussi contribué, à mon niveau, à alléger le système de santé. Moins de soins liés au tabac, c'était plus de moyens pour d'autres patients, d'autres priorités. Et sur le plan économique, c'était moins dépense sur des maladies liées au tabac, avec plus de gens en bonne santé, plus actifs, plus présents dans leur travail, leur famille, leur vie.

Les défis associés à l'arrêt du tabac

Arrêter de fumer, oh... quelle aventure ! Pas seulement un vrai défi, pas seulement parce qu'il faut dire non à une habitude de tous les jours, mais aussi parce que cela touche à quelque chose de plus profond, à une dépendance physique, bien sûr, mais aussi une attache émotionnelle, presque intime. Et ça... pour le combatte, il faut du courage et de la détermination.

Il y a des jours où on se sent invincible, un peu comme si on avait enfin pris les commandes, en se levant le matin avec la conviction qu'on peut tenir bon, qu'on avance. Et puis, parfois, sans prévenir, vlan !... dans un moment de stress, une discussion animée ou même la simple pause de café, ravivent cette vieille envie, berk !, cette habitude nuisible que l'on voudrait tant s'en débarrasser. C'est souvent dans ces instants-là, qu'on mesure ô combien le geste de fumer s'est insinué puis installé dans notre quotidien. Un ancien fumeur disait qu'il avait gardé ses mains « occupées » avec un stylo pendant des semaines, comme si c'est main, cherchaient encore en danser, jouer avec la cigarette.

Pour moi, par moment je m'imaginais sur le ring, sous la lumière froide des néons, le silence tendu. En face de moi, une cigarette, sournoise, familière, presque séduisante. Mais cette fois, c'est différent. Je ne suis plus là pour la subir son caprice de la prendre entre mes lèvres non. Alors dans ce combat qui le mien, j'avance, tête haute. Mes poings sont mes choix, ma respiration, ma détermination. Elle tente une feinte, un appel du pied, mais je l'esquive, car en même temps elle voulait m'assommer avec un upper-cut en direction de mon menton, que j'ai évité de jus-tesse. Puis, à moi de donner des coups avec mes poings. Un coup, puis un deuxième.

A un moment du combat, je vacille. Alors dans mon coin, je m'assois. Je respire. Je me rappelle pourquoi je suis là. Et je me relève. Plus lucide et plus fort. Puis en un uppercut... ô elle tombe. Mais ce n'est pas fini, elle se relève. Elle a l'habitude de gagner avec sa force la nicotine. Mais en évitant de justesse un autre coup qu'elle essaya de me porter sur mes cotes, je sens que cette fois, elle doute, ne lui montrant pas ma douleur. Moi non, je ne doute pas. Alors, je poursuis, coup après coup, minute après minute. Je la pousse dans ses retranchements, en me disant : « Chaque jour sans elle est un round gagné. Chaque moment de doute surmonté est un pas vers la victoire. » Et puis, soudain, elle vacille une dernière fois. Je saisis l'occa-sion, en lui flanquant un direct sur la tempe. Et là net ! Elle tombe. Pas encore KO, car elle se relève, mais étourdit. Et là je me dis « Tut' crois quoi ma p'tit clope », t'en veut encore ! Je me sentais fort à ce mo-ment-là ! je reprenais le dessus sur moi-même.

Et voilà qu'intérieurement, je me disais : « Je l'ai fait. Je lui ai dit non, et à moi-même, j'ai dit oui. » Oui à la vie sans dépendance, sans fumée. Un combat gagné. Et cette fois, c'est moi qui écris, la fin.

En vrai... Arrêter de fumer, c'est un chemin très personnel. Dans lequel on avance à son rythme, avec ses forces, ses doutes, ses découragements parfois. Ce qui compte, c'est de ne pas se juger, d'être patient avec soi, de se soutenir. Parce que malgré les hauts et les bas, avec du courage et un peu de bienveillance, on peut vraiment se libérer et retrouver une vie plus simple, plus légère.

La dépendance à la nicotine, ô combien il est difficile de s'en débarrasser car c'est un vrai lien, physique et mental, qui s'installe profondément. Et à chaque bouffée de fumer de la cigarette, cela entretient ce mécanisme de dépendance. Mais comprendre cela, c'est déjà un pas important. Parce qu'avec de la conscience, du soutien, et l'envie de changer, il devient possible de sortir de ce cycle.

Pour celles et ceux qui essaient de se libérer du tabac, chaque journée peut ressembler à une épreuve. L'irritabilité, l'anxiété, l'envie pressante de fumer sont autant de défis qui rendent le chemin compliqué. Chaque moment de manque peut donner l'impression qu'il serait plus simple de craquer, de retrouver ce soulagement rapide que la nicotine sait offrir.

Mais tenir bon, ce n'est pas qu'une question de volonté. Cela demande une vraie force intérieure, cette énergie parfois insoupçonnée qui pousse à ne pas abandonner. C'est une bataille avec soi-même, pour reprendre les rênes de sa vie, pour dire non à ce qui finit par nous voler notre liberté.

Heureusement, ce chemin, aussi exigeant soit-il, n'est pas sans espoir. Chaque jour sans cigarette est une petite victoire. Un pas de plus vers une vie plus libre, plus légère. Résister rend plus fort, rend fier, même quand c'est dur. Et avec un peu de soutien, qu'il vienne de nos proches, de professionnels ou de ceux qui comprennent, on peut vraiment avancer.

Au-delà des efforts individuels, arrêter de fumer, c'est aussi composer avec tout un environnement social et culturel où la cigarette a souvent sa place. Il suffit de penser aux pauses café au boulot, aux apéros entre amis ou aux longues discussions de fin de soirée sur un trottoir, clope à la main. Ce sont des moments partagés, presque rituels, où le tabac s'invite souvent sans même qu'on y pense. Pour beaucoup, la cigarette n'est pas qu'un geste, c'est un lien social, une habitude tissée dans le quotidien.

Un ami me racontait récemment qu'au début de son sevrage, le plus dur n'était pas le manque physique, mais de devoir refuser une cigarette quand ses collègues sortaient fumer ensemble. Il avait l'impression de dire non à une forme de complicité. C'est là que ça se complique, car on ne lutte pas seulement contre une addiction, mais aussi contre un sentiment d'appartenance, une image qu'on s'est construite parfois depuis des années.

Pour ceux qui veulent tourner la page, ces petits moments peuvent vite devenir des tests de volonté. Il faut réapprendre à vivre ces situations autrement, sans se sentir exclu ou en manque. Ce n'est pas simple, mais c'est loin d'être impossible.

Souvent, ce qui fait la différence, c'est l'entourage. Avoir autour de soi des proches qui ne jugent pas, qui encouragent, qui comprennent que ce n'est pas juste une question de volonté mais aussi de contexte, ça change tout. Et puis, il y a aussi le plaisir de découvrir autre chose : une balade après le déjeuner plutôt qu'une cigarette, un café sans clope qui a finalement meilleur goût, ou ce sentiment de fierté discret qu'on ressent quand on passe une soirée sans craquer.

Enfin, quand les lieux publics deviennent non-fumeurs, quand les campagnes de santé mettent en lumière les effets réels du tabac sans culpabiliser, cela aide. Ce sont des petits coups de pouce qui, mis bout à bout, peuvent vraiment faire la différence.

Les défis physiques liés à l'arrêt du tabac demandent une vraie prise de conscience, mais ils marquent surtout le début d'un changement profond et bénéfique. Après des années à subir les effets de la nicotine, le corps entame un processus de réparation qui, bien qu'il prenne du temps, ouvre la voie à une meilleure santé.

Les effets du tabac sont multiples, et l'arrêt peut entraîner divers symptômes. Parmi eux, la toux revient souvent. Même si elle peut paraître gênante, elle est en réalité un bon signe : elle indique que les voies respiratoires commencent à se nettoyer, se débarrassant peu à peu du goudron et du mucus accumulés. C'est le corps qui se libère. Cette toux tend à diminuer avec le temps, pendant que les poumons retrouvent peu à peu leur capacité.

La fatigue est un autre symptôme courant. Le corps, habitué depuis longtemps à la stimulation artificielle de la nicotine, doit réapprendre à fonctionner naturellement. Cela peut se traduire par une sensation de grande lassitude. Mais là encore, c'est une étape transitoire. Peu à peu, l'énergie revient, plus stable et plus saine, signe que l'organisme retrouve son équilibre.

Ah, l'arrêt du tabac et ses petites surprises, surtout quand il s'agit de dormir. La première nuit sans cigarette, c'est un peu comme si ton corps se disait : « Ah, voilà un nouveau défi ! » Et... dans la nuit... tu te réveilles plus souvent que ton téléphone, tu te retournes comme un poisson hors de l'eau, et ton oreiller semble soudain avoir pris un abonnement à la salle de sport. La nicotine, en vrai, c'était un peu comme ce colocataire bruyant qui ne savait pas quand partir. Et maintenant qu'il n'est plus là, le calme te paraît un peu trop silencieux.

Mais ne t'inquiète pas, c'est temporaire. Une copine m'a raconté qu'au début, elle se levait toutes les nuits à 3h du matin, totalement perdue. Elle pensait qu'elle était devenue insomniaque, mais en fait, elle faisait juste face à un corps qui tentait de retrouver son rythme sans son vieux compagnon de fumeur. Finalement, après quelques semaines, elle a commencé à s'endormir plus vite qu'avant... et à rêver de choses beaucoup plus intéressantes que des cigarettes.

L'astuce ? Créer des petites habitudes réconfortantes avant de s'endormir. Genre, lire, écouter des podcasts drôles, ou se faire une petite danse de la joie dans la salle de bain (si si, c'est un super relaxant). Ces petits moments sont comme des oreillers doux pour ton esprit, et au bout d'un moment, le sommeil finit par revenir, et tu te réveilles plus frais qu'un croissant du matin.

Bien sûr, ce n'est pas une course. Au début, tu peux avoir l'impression que ton corps fait la grève de la sieste, mais tout ça, c'est pour mieux rebondir. Ton corps s'habitue, tu te sens mieux, et tu réalises que l'air que tu respires est finalement moins parfumé au goudron et plus au bonheur.

Alors, avec un peu de soutien, une bonne dose de volonté, et quelques bonnes blagues pour détendre l'atmosphère, tu vas voir, que quitter le tabac, c'est aussi quitter les mauvaises nuits... et en plus, tu vas pouvoir dire à tout le monde que tu as trouvé la clé d'un sommeil réparateur. Bien joué !

Se libérer du tabac, c'est un peu comme défaire une vieille écharpe qu'on aurait tricotée sans vraiment s'en rendre compte. Au début, on tire tout doucement sur un fil, puis un autre... et parfois, ça coince. Mais petit à petit, ça vient. C'est vrai que ça prend du temps, de la patience, et un peu de tendresse envers soi-même, mais on y arrive.

Il faut nous rendre compte que tirer sur la clope, c'est souvent lié à un moment dans notre humeur, une émotion qui surgit, un besoin de souffler un peu. Parfois, c'est le seul vrai break de la journée. Je me souviens d'un collègue qui me disait que sa pause clope, c'était le seul moment où il avait l'impression d'exister pour lui et il est vrai je le comprends, qu'on a tous besoin de ces petits espaces à soi.

Et puis il y a ce côté rassurant, comme une vieille habitude qu'on n'ose pas trop bousculer. D'ailleurs, une collègue, m'a un jour raconté qu'elle allumait une cigarette chaque fois qu'elle avait le cœur lourd, comme si la fumée allait emporter ses soucis. Mais plus tard, elle a troqué ça contre un thé bien chaud, dans son moment à elle, parfois accompagné d'un voire deux carreaux de chocolat noir. Rien d'extraordinaire, mais ces moments l'on aidé à ne pas en craquer une.

En fait, à chacun son truc. Comme une petite marche à l'aube, une grande inspiration par la fenêtre... oui, chacun a son truc. Moi, quand j'ai voulu arrêter, je me suis mis à gribouiller dans un carnet chaque fois que l'envie montait, pour occuper mon esprit et ça m'a fait du bien.

Il n'y a pas de méthode parfaite, mais juste des petits pas, des essais, des ratés, et des jours où ça va mieux. Et ce qu'il faut se rappeler, c'est qu'on n'est pas seul. Il y a toujours quelqu'un qui est passé par là, quelqu'un qui comprend.

Alors on y va, doucement, à son rythme et on se félicite à chaque pas.

En parallèle, il peut vraiment faire la différence d'apprendre à mieux gérer son stress pour ne pas retomber dans l'envie d'allumer une cigarette, surtout dans les moments où tout semble s'accumuler. Certains trouvent leur salut dans le sport, d'autres dans la méditation ou simplement en prenant le temps de respirer profondément.

Un habitant du quartier, qui habitait juste en face de chez moi, par exemple, a remplacé sa clope fumée dans son balcon, par une marche rapide autour du pâté de maisons quand il promenait son chien. Comme j'habitais au rez-de-chaussée, il venait me rejoindre pour parler ensemble de notre combat pour arrêter de fumer. Lorsqu'il repartait, au début, je le voyais avec son chien bouger dans tous les sens, tellement cela le rendait nerveux... et puis les jours qui ont suivi, sortir avec son chien le matin, c'était devenu pour lui, une vraie bouffée d'air, au sens propre, plus serein cette fois-ci. Nous essayons de parler de ce qui nous aider pour l'arrêt de tabac.

Lui, il avait très vite compris que cela passait par une meilleure organisation du quotidien, apprendre à prioriser, à dire non quand il faut, et surtout à demander de l'aide. En parler, à des voisins, à des amis, à la famille, ou même à un professionnel de santé pour offrir un vrai soulagement. Comme le disait une collègue de travail, qui avait arrêté depuis deux ans : « J'ai pleuré chez mon médecin, mais je n'ai jamais pleuré avec une cigarette depuis. » Ces échanges-là, ils réconfortent et rappellent qu'on n'est pas seul.

Partout dans le monde, des milliers de personnes ont réussi à dire adieu au tabac. Leur réussite montre que c'est possible, même quand on pensait que ça ne l'était pas. Pourquoi ne pas aller à la rencontre de ces anciens fumeurs, rencontré parfois, dans la rue, en faisant nos courses, où ailleurs ? Leurs histoires, souvent touchantes et pleines de bon sens, peuvent devenir une vraie source d'inspiration. Chacun son chemin, mais tous partagent cette petite victoire du quotidien, dans le fait de respirer un peu mieux, vivre un peu plus léger.

Alors... quand on rassemble autour de soi un peu de soutien, de motivation et des idées qui font du bien, arrêter de fumer devient possible, presque naturel. Dans nos avancé, si petit soit-il, allons, nous-même vers une victoire qui compte, pour soi et pour les autres, pour se libérer de cette clope et de respirer enfin une vie plus douce, sans tabac.

Ennemies de notre santé
Sortez de nos vies, et ne soyez plus jamais retrouvées.

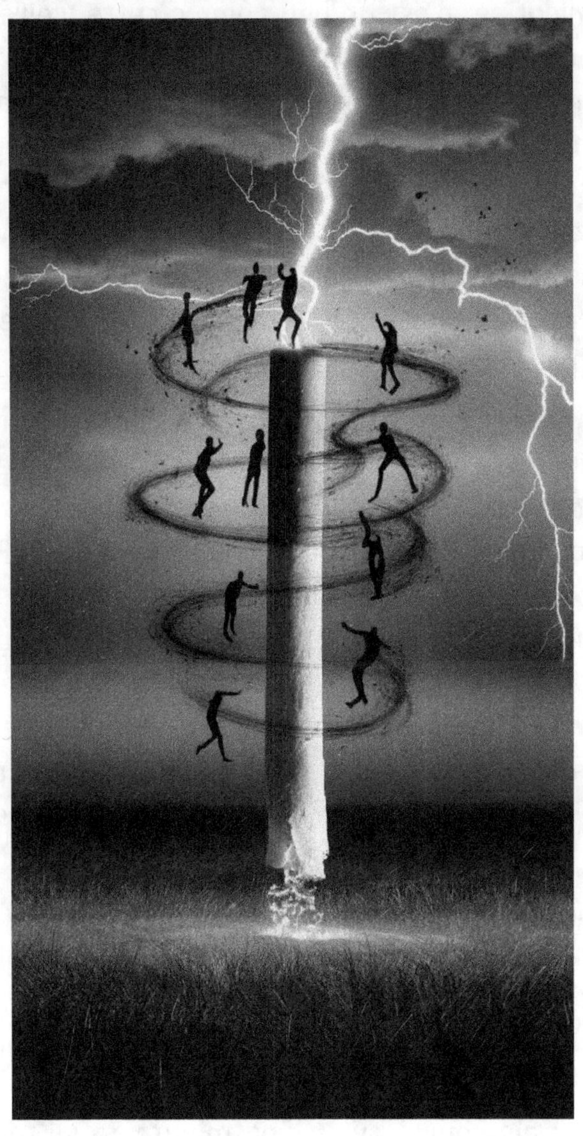

Effets de la nicotine sur le cerveau

La nicotine, c'est un peu comme cette vieille connaissance qu'on croit avoir cernée, mais qui continue de surprendre. Les chercheurs s'y penchent depuis des années, et pourtant, elle garde toujours une part de mystère. Elle est rapide, elle agit vite, presque sans qu'on s'en rende compte. Certains la voient comme une source de trouble, d'autres comme une étincelle qui réveille. Ce qui est sûr, c'est qu'elle ne laisse pas le cerveau indifférent.

Dès qu'elle entre dans le corps, souvent à travers une cigarette, elle file droit au cerveau. En quelques secondes à peine, la voilà qui franchit la barrière censée nous protéger, un peu comme un pass VIP. Elle sait exactement où aller, avec ses récepteurs d'acétylcholine, ces petits chefs d'orchestre qui régulent plein de choses en nous. Et là, c'est la fête chimique. Dopamine, noradrénaline, sérotonine... tout ce beau monde se met à circuler, influençant notre humeur, notre attention, notre envie de faire ou de ne rien faire.

Et le cerveau, lui, il s'habitue. Il apprend vite. À force de recevoir ces petits « shoots » de plaisir, il commence à les attendre, comme un rendez-vous qu'on ne veut pas manquer. J'ai un ami qui disait que fumer, ce n'était pas pour le goût ni même pour le geste, mais pour « avoir cinq minutes à lui, dans le tumulte de la journée. » Et c'est ça, le piège, dans ce petit moment agréable qui devient indispensable.

Mais heureusement, ce n'est pas une route sans retour. Beaucoup de gens racontent qu'après avoir arrêté, ils redécouvrent des sensations oubliées. Un café le matin sans fumée, une balade où l'on respire à pleins poumons, un réveil sans avoir à tousser le matin comme un malade. Le cerveau aussi, avec un peu de temps, réapprend à fonctionner sans ce coup de pouce chimique. Et comprendre tout ça, c'est déjà commencer à se détacher.

La nicotine, elle joue aussi un rôle dans le système cardiovasculaire, qui agit un peu comme un serre-câble sur les artères, les contractant et réduisant le passage du sang. Résultat : la pression augmente, et certains organes reçoivent moins d'oxygène. Un médecin racontait un jour avoir vu un patient de 40 ans, en apparence en forme, mais avec des artères, aïe, aïe, aïe... « fatiguées comme celles d'un septuagénaire » à cause de la cigarette. C'est un exemple parmi tant d'autres qui montre comment le corps encaisse en silence, jusqu'au jour où il dit stop. Eh oui... Fumer tue, tout doucement, mais elle tue.

Ce qui touche encore plus, c'est que ces effets ne s'arrêtent pas à ceux qui fument. La fumée, elle, se faufile partout, comme de l'eau qui chercherait une sortie dans le mur à travers des microfissures à peine visible. Alors... on l'oublie parfois, mais les enfants et les ados, eux, n'ont pas choisi d'y être exposés. Et leur cerveau, en plein développement, est bien plus fragile. Une éducatrice me confiait qu'elle voyait régulièrement des enfants dont la concentration partait dans tous les sens, et dont les parents fumaient en intérieur. Ce n'est pas une accusation, mais plutôt un appel à la conscience, que parfois, de petits gestes peuvent protéger beaucoup.

Les études ont montré que les jeunes exposés à la fumée passive peuvent rencontrer des difficultés d'attention, d'hyperactivité, ou même des troubles de l'apprentissage. Des choses qui, au quotidien, rendent l'école plus difficile, les relations plus tendues, et la confiance en soi plus fragile. Mais la bonne nouvelle, c'est que le cerveau des enfants a aussi une grande capacité à se réparer, à rebondir. Réduire leur exposition à la fumée, c'est comme enlever un obstacle sur leur chemin, car ça leur laisse plus d'espace pour grandir sereinement.

Et si certains doutent de leur capacité à changer leurs habitudes, ils peuvent se rassurer, comme des milliers de personnes qui l'ont fait, souvent pour leurs enfants. « J'ai arrêté de fumer le jour où ma fille m'a demandé pourquoi je sentais la fumée », m'a confié un père. Parfois, il suffit d'un regard, d'une petite phrase, pour enclencher une grande décision.

Même en petite quantité, la nicotine, réussit pourtant à semer la pagaille dans le cerveau en pleine construction. Chez les enfants et les ados, c'est comme si elle s'invitait au milieu d'un chantier en cours pour déplacer les fondations sans prévenir. Elle freine la circulation des signaux entre les neurones, brouille les connexions, et perturbe ce qu'on appelle la plasticité cérébrale, ce mécanisme essentiel qui permet au cerveau d'apprendre, de s'adapter, de grandir.

Une pédiatre racontait qu'elle voyait parfois des enfants agités, distraits, sans antécédents médicaux particuliers. En creusant un peu, elle découvrait que ces enfants vivaient dans un environnement enfumé. Ce n'était pas forcément dans la pièce où ils jouaient, parfois c'était juste dans la voiture, quelques minutes par jour. Mais ça suffisait, car la nicotine n'a pas besoin d'un carton d'invitation pour s'imposer.

C'est pourquoi il devient essentiel de parler, d'expliquer, de rendre visible ce qu'on ne voit pas. Dans les parcs, les écoles, les maisons, les transports... chaque endroit fréquenté par des enfants devrait être un lieu protégé.

Alors oui, on peut et on doit agir. Non pas par peur, mais par amour. Offrir aux enfants un air plus sain, c'est leur donner la chance de grandir avec toutes leurs capacités, intactes et disponibles. C'est leur offrir un terrain de jeu sans entraves pour le cerveau, pour la mémoire, pour la créativité.

Et si vous vous demandez encore ce qu'est exactement cette fameuse nicotine... eh bien, on pourrait la décrire comme une invitée un peu sournoise. Elle arrive dans un nuage, s'installe sans bruit, donne parfois une impression de calme... mais en coulisses, elle chamboule tout. Un peu comme un personnage de roman qui semble charmant au début, et dont on découvre les vrais effets bien plus tard. Mais la bonne nouvelle, c'est qu'on peut choisir de tourner la page.

La nicotine, c'est un peu la star cachée du tabac. On la connaît sans toujours la comprendre, mais dès qu'elle entre en scène, elle ne laisse personne indifférent. Ce petit alcaloïde, présent naturellement dans les feuilles de tabac, agit comme un véritable coup de fouet pour le système nerveux. Que ce soit dans une cigarette, une chique, ou même dans une vapoteuse, elle se faufile à toute vitesse vers le cerveau, comme si elle connaissait le chemin par cœur.

Un jour, un vieux monsieur qui fumait depuis de nombreuses années m'a dit en riant que, « La première fois que j'ai tiré une bouffée, j'ai eu le tournis. C'était comme si mon cerveau prenait l'ascenseur trop vite. » Mais très vite il n'a plus souri et on le comprend bien, quand la nicotine nous piège. Tout de suite, sans demander son reste, la nicotine traverse la barrière protectrice du cerveau en quelques secondes. Une fois installée, elle commence son petit numéro, en activant des récepteurs dits « nicotiniques », un peu comme si elle appuyait sur les bons boutons au bon moment. Avec quel résultat ? Une libération de dopamine, ce neurotransmetteur qu'on associe souvent au plaisir et à la récompense.

Et là vlan !... C'est cette sensation, bon sang de bonsoir, légère mais bien réelle, qui pousse tant de gens à y revenir. Et là vlan !... On en devient accro !... Pour certains, c'est un moment de calme dans une journée trop bruyante. Pour d'autres, un petit coup de boost quand la fatigue se fait sentir. Une collègue me confiait que sa pause cigarette, ce n'était pas vraiment pour fumer, mais « pour s'extraire un instant du tumulte, comme une mini-bulle hors du temps. »

Mais derrière cette étreinte apaisante, la dépendance s'installe doucement. On ne signe aucun contrat, on ne fait aucune promesse, mais peu à peu, le lien se tisse. Le cerveau s'habitue à cette récompense express, à ce petit shoot de bien-être. Et il en redemande.

Mais, comprendre ce mécanisme, c'est comme soulever le rideau d'un spectacle dont on ne voyait que les effets. On réalise que la nicotine n'est pas juste une habitude, c'est un dialogue chimique, une danse entre notre cerveau et une molécule bien rodée. Et savoir ça, c'est aussi se donner les moyens de reprendre la main.

Bien sûr, la nicotine peut sembler offrir un petit moment de répit, un plaisir immédiat qui rassure ou stimule. Mais avec le temps, ce plaisir devient plus exigeant. Le corps s'habitue, et ce qui suffisait au départ ne suffit plus. Un ancien fumeur racontait qu'au début, une seule cigarette le calmait après une journée stressante. Certains collègues de quartier me disaient qu'ils ne fumaient que le soir ou le week-end. Mais, ces mêmes personnes, quelques années plus tard, il en allumait presque sans y penser, parfois sans même en avoir envie, juste pour « tenir debout. » Et cela... tous les jours.

C'est ça, le piège. Plus on consomme, plus le cerveau s'adapte, et plus il réclame. C'est un peu comme si l'on montait un escalator qui devient de plus en plus raide, sans fin. Et sortir de cette spirale peut s'avérer difficile, surtout quand le corps et l'esprit se sont liés à cette routine. Beaucoup décrivent une vraie lutte intérieure au moment du sevrage, entre envie et volonté, entre habitude et liberté.

Mais cette réalité n'est pas une fatalité. De plus en plus de personnes y arrivent, grâce à un meilleur accompagnement, à des ressources adaptées, et surtout, à une prise de conscience partagée. Les effets de la nicotine sur la santé ne sont plus un mystère, car sur le cœur, les poumons, le cerveau... tous peuvent en subir les conséquences. Et pourtant, il suffit parfois d'un déclic, par une discussion, une rencontre ou même un nouveau-né arrivé à la maison pour enclencher le changement.

Une jeune maman, que j'avais rencontré à une buvette dans le centre commercial d'un grand magasin, me confiait qu'elle avait arrêté du jour au lendemain après avoir vu son bébé tousser alors qu'elle fumait sur le balcon. Elle m'a dit : « J'ai compris que ce n'était plus juste mon histoire, c'était la sienne aussi. » Quelle frayeur ce jour-là, elle a eu en comprenant le mal, que cela provoquait chez son tout petit bout de choux ! »

Voilà pourquoi, c'est en comprenant en profondeur les effets de la nicotine qu'on peut mieux agir, prévenir, accompagner. Et surtout, offrir un vrai espoir à celles et ceux qui veulent s'en libérer. Croyez-moi lorsque je vous dis que même les plus touchés par la cigarette, pense qu'il n'est jamais trop tard pour reprendre le contrôle, respirer plus librement et retrouver le plaisir simple d'une vie sans dépendance. Même s'ils savent que c'est dur... beaucoup prenne volontairement, avec ou sans aide médical, le chemin du retour sans fumée, tout en disant à cette saleté d'ennemie : « Arrête de me fumer la vie ! »

Ne laissons pas nos cerveaux se dérégler
gardons nos esprits clairs et légers.
La fumée s'infiltre, douce illusion,
choisissons la vie, sans confusion.
Ne prenez pas nos cerveaux pour des cendriers,
nous n'en avons qu'un pour durer des années.

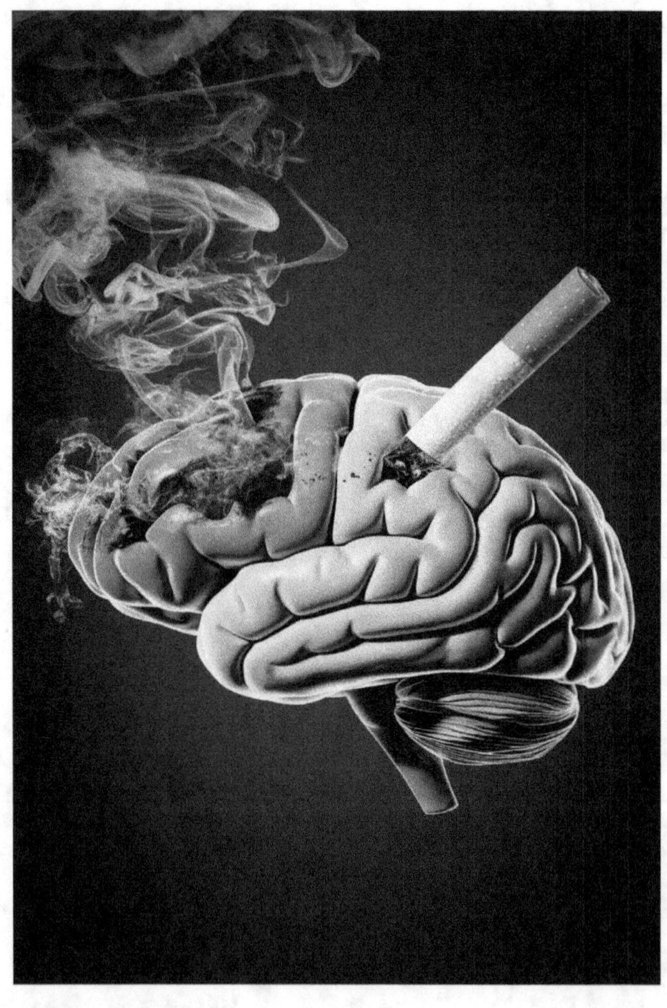

Mécanismes de la dépendance

La dépendance à la cigarette, c'est une histoire aux multiples facettes. Elle ne se résume pas à une simple habitude, mais à un enchevêtrement subtil de réactions du corps, d'émotions et de repères sociaux. Pour beaucoup, fumer, ce n'est pas juste « prendre une clope », mais retrouver un moment à soi, une pause dans le tumulte de la vie moderne. Mais réfléchir à ces mécanismes, c'est déjà commencer à vous s'en libérer.

D'un point de vue physiologique, la nicotine agit un peu comme une magicienne, quand elle arrive très vite dans le cerveau et y déclenche un feu d'artifice chimique, un peu comme dans une fête foraine, où lorsqu'on arrive sur les lieux, nous sommes envahies par une multitude de couleur, d'ambiances musicales, de gens souriant. Et par ce feu d'artifice dans notre cerveau, elle active des récepteurs bien précis, qui vont à leur tour libérer de la dopamine, la fameuse molécule du plaisir. Une ancienne fumeuse m'a dit un jour, que « la première cigarette du matin, c'était mon petit bonheur. J'avais l'impression qu'elle mettait mes idées en ordre, qu'elle m'aidait à démarrer la journée. » Et en effet, la sensation peut être grisante, presque réconfortante. Il y en a même qui disait que « c'était leur seul plaisir dans la vie » ... non mais, qu'est-ce qu'on peut entendre parfois... et ce jusqu'à se rendre compte des dégâts que la cigarette peut avoir sur le corps humain. Ne l'oublions pas : « Nous ne sommes pas né avec une cheminée. »

Le cerveau, lui, adore ça, évidemment. Il enregistre ce moment comme une récompense, et il en redemande. Petit à petit, un lien se crée entre cigarette et bien-être, entre fumée et soulagement.

Mais cette belle illusion, c'est aussi ce qui rend la dépendance si forte. On ne fume pas seulement pour la nicotine, on fume pour revivre une sensation, une émotion, parfois un souvenir. Un homme rencontré dans un aéroport, lui qui s'apprêtait à prendre l'avion, m'a confié récemment que chaque cigarette lui rappelait les discussions du soir avec son grand-père, dans le jardin, à refaire le monde. Ce lien affectif rend l'arrêt plus complexe, mais aussi plus humain.

La bonne nouvelle, c'est qu'on peut dénouer cette histoire sans tout effacer. On peut garder les souvenirs, les rituels, sans la cigarette. Et surtout, on peut réécrire la suite, avec des gestes plus doux, des plaisirs plus sains. Beaucoup de personnes racontent qu'après quelques semaines sans tabac, elles redécouvrent le goût des aliments, l'odeur de la pluie, le plaisir de respirer à fond. Des bonheurs simples, mais durables.

Pour autant, le lien entre nicotine et dépendance s'inscrit profondément dans les recoins de notre cerveau, comme une histoire intime, à la fois séduisante et piégeuse. Très vite, la cigarette devient plus qu'un simple objet. Elle prend une place symbolique : celle du réconfort, du petit plaisir volé entre deux obligations, parfois même d'un moment pour soi dans une journée trop bruyante.

Pour beaucoup, le geste de fumer, s'accompagne de rituels bien ancrés. Il y a ceux qui ne peuvent imaginer leur café sans une cigarette, ou cette pause du midi où l'on s'échappe quelques minutes, clope à la main, juste pour respirer... ironiquement. Une ancienne fumeuse racontait que sa première cigarette du soir, après avoir couché les enfants, c'était « le moment où elle redevenait elle-même. » Comme si d'un coup, elle se retrouvait dans un sas de décompression.

Sauf, qu'avec le temps, ces habitudes deviennent presque automatiques. On allume une cigarette non pas parce qu'on en a vraiment envie, mais parce que le moment s'y prête, parce que le stress monte, ou parce que les autres autour de nous le font aussi. Ces petits déclencheurs du quotidien renforcent le lien psychologique, rendant l'arrêt d'autant plus difficile. Là... on ne se bat plus seulement contre une molécule, mais contre une foule de souvenirs, de gestes familiers et d'émotions.

Alors, prendre conscience de tout cela, c'est déjà ouvrir une porte, celle d'un changement possible, en douceur, sans jugement. On ne se libère pas d'un lien affectif en un jour, mais on peut, pas à pas, se redonner d'autres repères, d'autres plaisirs, et surtout, retrouver sa liberté.

Quand on pense à la cigarette, c'est souvent tout un décor qui revient en tête. Le petit moment seul sur le balcon, cigarette à la main, quand la maison dort encore. Les discussions qui s'éternisent entre amis, autour d'un cendrier débordant, dans une lumière tamisée. Ou ce réflexe presque automatique de sortir une clope dès qu'un café est posé sur la table. Fumer devient alors lié à des scènes de vie, des émotions, des habitudes bien ancrées.

Un monsieur racontait qu'il n'avait jamais vraiment aimé fumer, mais qu'il adorait ces pauses silencieuses pendant lesquelles il avait l'impression d'exister juste pour lui.... se donner un genre... montrez qu'il était là, lui aussi. Et c'est là que la difficulté commence, lorsque ces moments familiers, parfois doux, deviennent des déclencheurs. On ne fume plus seulement parce qu'on en a besoin, mais parce que ça semble faire partie du décor émotionnel. Un stress ? Une cigarette. Un chagrin ? Une autre. Un je ne sais quoi ? Encore une autre. Et même lors des instants heureux, elle est là, presque comme un point final au plaisir.

Petit à petit, le tabac se mêle à nos émotions les plus profondes. Il devient une sorte de compagnon silencieux, un soutien qu'on croit essentiel. Alors, quand on envisage d'arrêter, on ne renonce pas seulement à une substance, mais à tout un ensemble de repères. Mais pas de panique. Il est possible de recréer ces moments différemment. Une pause au soleil sans cigarette, un café savouré pleinement, une conversation sans fumée. Ce sont des habitudes nouvelles à apprivoiser, mais qui finissent par faire du bien, vraiment.

Quand on pense à arrêter de fumer, il nous faut nous détacher d'une vieille habitude qui s'est glissée partout, dans nos gestes, dans nos souvenirs, dans les petits réflexes du quotidien. L'idée même d'abstinence peut faire peur, parce qu'elle oblige à revoir toute une manière d'être, à se réinventer dans des moments où, avant, la cigarette était toujours là. Un peu comme divorcé avec cette cigarette, sans jamais chercher à la revoir... ô que non... jamais plus.

Une femme me disait un jour que « ce n'est pas la cigarette qui lui manquait, mais ce qu'elle représentait. C'était ma pause, mon échappatoire, mon moment à moi. » Et c'est là toute la complexité. Arrêter de fumer, c'est aussi faire le tri dans ce qu'on a associé au tabac, comme le réconfort, la détente, parfois même l'identité avec l'air supérieur que ça nous donné, un air intéressant.

Mais ce chemin pour dire non à cette ennemie, aussi sinueux soit-il, est possible. A petit pas, chaque journée sans cigarette, en repensant sa relation au tabac, pour finalement apprendre à se reconnecter à soi, à ses émotions, à ses besoins, sans passer par la fumée.

C'est un parcours, pas une ligne droite. Et plus on comprend ce qui se joue en nous, plus on peut construire un chemin qui nous ressemble, avec de vrais outils, du soutien, et surtout, de la bienveillance envers soi-même.

Alors dans notre parcours pour arrêter de fumer, on se dit bien que ce n'est pas une montagne qu'il faut gravir seul. Heureusement, aujourd'hui, il existe des programmes de sevrage tabagique qui ne laissent personne dans l'ombre. Ces programmes sont comme des compagnons de route, offrant à la fois des soutiens médicaux et des thérapies comportementales pour aider les fumeurs à trouver leur chemin vers un futur sans tabac. Ensemble, on fait ses premiers pas sur notre chemin, un peu comme avoir une carte et une boussole dans une forêt dense. On s'y engage... mais pas seul.

Ce parcours, difficile soit-il, est aussi une invitation à se redécouvrir et à se réinventer. Et avec les bons soutiens, chaque pas vers l'arrêt est un pas vers une vie plus sereine, plus épanouie.

Addiction au tabac

Dans les coins sombres, une bataille commence,
un combat en moi, des nuits sans silence.
La cigarette, complice au visage absent,
me tient comme un lien, invisible et pesant.

Des volutes qui murmurent, douces et traîtresses,
me promettent le ciel dans un souffle de paresse.
Mais chaque bouffée grignote un peu ma liberté,
dans ce piège brumeux que je croyais dompter.

Le combat revient, encore et encore,
chercher la sortie, reprendre le décor.
Car chaque taffe me prend un peu d'air,
un plaisir qui coûte, un poison ordinaire.

Pourtant, l'espoir reste, petit feu qui vacille,
un pas après l'autre, sur une route fragile.
À chaque détour, une chance de renaître,
respirer à fond, se sentir enfin être.

Refuser les moqueries de cette fumée sournoise,
retrouver mes forces, faire entendre ma voix.
Dans l'élan du cœur, je verrai plus clair,
et je laisserai mes cendres au fond d'hier.

Libérez-vous, brisez ses chaînes,
dépendance à la cigarette, arrêtons cette peine.

Dans les volutes grises, on se perd sans bruit,
nos poumons s'essoufflent, noyés dans la nuit.
Les cigarettes, fausses amies fidèles,
nous entraînent doucement dans leur valse cruelle.

Mais un jour se lève, plus fort, plus sincère,
un souffle de courage, un refus de la guerre.
L'air devient plus clair, les poumons se libèrent,
et la peur s'efface dans une brise légère.

Reprends ta route, laisse tomber les chaînes,
fais taire ce manque, cette douleur soudaine.
Chaque pas en avant, chaque souffle donné,
rend ton cœur plus léger, ton esprit apaisé.

Loin de cette brume, vers des jours plus beaux,
un ciel se dessine, débarrassé des maux.
Respire à plein poumons, retrouve le vrai jour,
chaque instant devient force, chaque souffle amour.

Reprends ta route, laisse tomber les chaînes,
mets fin à l'habitude qui te freine et t'enchaîne.
C'est un chant de lumière, une main tendue,
pour tous ceux qui avancent, le cœur jamais vaincu.

Fixer des objectifs clairs

Fixer des objectifs clairs, c'est un peu comme tracer une route avant de partir à l'aventure. Quand on décide d'arrêter de fumer, avoir une direction, même simple, change tout. Ce choix, celui de dire stop à la cigarette, peut être l'un des plus beaux cadeaux que l'on se fait à soi-même. Pas pour être parfait, mais juste pour aller mieux, respirer plus librement, et se sentir plus vivant. Mais sans but précis, sans petites étapes concrètes, on peut vite se laisser rattraper par les vieilles habitudes.

Il est donc important de se demander : *pourquoi j'ai envie d'arrêter ?* Ce n'est pas juste une question de santé (même si elle compte), c'est souvent bien plus personnel. Pour moi, ça a été de monter les escaliers sans souffle où j'ai eu le déclic. Aujourd'hui après un examen en clinique, on m'a dit que mes poumons étaient intacts et mes artères aussi neuf qu'un bébé en pleine forme. Pour d'autres, ça a été une remarque de leur enfant qui leur avait dit : « *Pourquoi tu fumes, papa ? Ça sent mauvais...* » Et là, ça percute. Si ça sent mauvais dans l'air qu'on respire, alors c'est que ça sent mauvais dans les poumons.

Mais les raisons peuvent être multiples pour en finir avec cette cigarette, comme retrouver le goût des aliments, faire des économies, ne plus avoir à sortir fumer sous la pluie, ou simplement ne plus dépendre d'un geste devenu automatique. Toutes ces raisons sont valables, et les noter quelque part aide à s'en souvenir quand la tentation revient.

Côté santé, les faits sont là, et ils parlent d'eux-mêmes. Le tabac est lié à plein de maladies lourde, comme les cancers, l'AVC, les maladies cardiaques ou respiratoires. Mais ce qu'on dit moins souvent, c'est à quel point les bénéfices arrivent vite quand on arrête. Dès les premiers jours, le cœur bat plus calmement, la peau devient plus claire, on dort mieux. Ô que oui... et surtout, bien dormir, j'en avais besoin.

Je me souviens d'une dame rencontrée en jogging qui marchait dans la rue et qui me racontait, qu'au bout d'une semaine sans cigarette, elle avait pu refaire son footing, cette fois-ci sans s'arrêter. Elle n'avait pas couru depuis des années. Un autre disait qu'il s'était offert un petit week-end avec l'argent économisé en un mois et plus tard un sorti au cinéma avec popcorn, glace et boisson. Ce sont ces petites victoires qui rendent le chemin plus agréable, plus motivant.

Alors oui, ce n'est pas facile tous les jours. Mais chaque objectif qu'on se fixe rend les choses un peu plus simples, un peu plus possibles. Et au bout, il y a la fierté d'avoir repris le contrôle de sa vie, à son rythme, pour soi.

Il y a plein de bonnes raisons d'arrêter de fumer, et toutes ne sont pas liées directement à la santé. Beaucoup de gens évoquent aussi une envie d'avoir une meilleure qualité de vie.

Une personne vue dans une émission à la tv, racontait qu'elle s'était remise au vélo avec ses enfants après avoir arrêté, et qu'elle avait redécouvert des plaisirs tout simples, comme pédaler sans s'essouffler au bout de deux rues. Ça change le quotidien, avec cette bonne balade en vélo.

Moi-même, alors que je venais d'arrêter le tabac, je programmais certains samedi après-midi avec une grande balades en vélo, accompagné des ados des parents amis que je connaissais. Juste pour prendre l'air, avec une sensation pour eux d'évasions routiniers et pour moi un grand bol d'air frais. Il y'en avait des ados ces après-midis-là, d'autant qu'à la fin de l'après-midi, c'était crêpes pour tout le monde à la maison, avant de les raccompagnés chez eux.

Il y a aussi le coût. Aujourd'hui, un paquet coûte cher, parfois plus de 10 euros. Quand on fait le calcul sur un mois, voire sur une année, ça peut faire un sacré budget. Certaines personnes disent qu'elles ont pu se payer des vacances, un vélo électrique ou simplement se faire plus plaisir au quotidien en arrêtant. C'est concret, et ça motive.

Et puis il y a les autres, en prenant conscience que la fumée touche aussi les proches, les enfants, les amis. On a tous vu un enfant qui grimace à l'odeur du tabac, ou un proche qui s'éloigne discrètement. Arrêter, c'est aussi créer un environnement plus sain autour de soi, et ça peut être une belle preuve d'attention envers ceux qu'on aime.

Enfin, il y a l'idée de reprendre la main sur sa vie. Beaucoup de fumeurs disent qu'ils veulent arrêter parce qu'ils n'aiment pas cette sensation de dépendance. Ils veulent décider eux-mêmes, ne plus être poussés par l'habitude ou le manque. Et quand on y arrive, même si c'est difficile, c'est souvent vécu comme une vraie victoire personnelle. Une personne m'a confié un jour que c'était la première fois depuis longtemps qu'elle se sentait vraiment fière d'elle.

S'il est vrai que chaque parcours est différent, une chose revient souvent dans le fait qu'arrêter de fumer, c'est ouvrir une porte vers une vie plus libre, plus active, et souvent plus simple. C'est d'ailleurs ce que m'a rapporté un ami, qui avait arrêté le tabac depuis trois mois.

Toutes ces raisons, et bien d'autres encore, peuvent donner envie à quelqu'un de tourner la page et de chercher des solutions pour arrêter de fumer.

Une fois qu'on a compris pourquoi on veut vraiment arrêter de fumer, que ce soit pour respirer plus librement, économiser, ou simplement se sentir mieux dans sa peau, l'étape suivante, c'est de se fixer un objectif clair. Plutôt que de dire « il faudrait que j'arrête », dites-le franchement, comme une promesse que vous vous faites à vous-même en vous disant : « Je m'engage à arrêter de fumer. » Notez la date sur un calendrier, comme un rendez-vous important avec vous-même. Certains collent même un post-it sur leur frigo ou le note dans leur agenda, histoire de se le rappeler chaque matin. Ce petit geste peut faire toute la différence.

Il y aura forcément des moments où l'envie reviendra. Pour certains, c'est après un café, pour d'autres en soirée ou dans les périodes de stress. Une personne racontait qu'elle avait l'habitude d'allumer une cigarette chaque fois qu'elle montait dans sa voiture après le travail. Elle a remplacé ça par allumé la radio sur la station qu'elle aimait ou un chewing-gum, et c'est devenu un nouveau rituel. Identifier ce qui déclenche l'envie permet de mieux y répondre, sans culpabilité, juste avec des solutions concrètes.

Et surtout, chaque jour sans cigarette est une vraie victoire. Même si ça peut sembler petit au début, c'est énorme. Pourquoi ne pas se récompenser pour ça ? S'offrir un bon repas, un petit massage maison, une séance ciné ou un moment de détente bien mérité. Certains notent leurs réussites dans un carnet, d'autres partagent leurs progrès avec un proche. Ce genre de petites célébrations, ça donne de l'élan pour continuer.

Pas besoin d'être parfait. Ce qui compte, c'est d'avancer, un pas après l'autre, et de rester bienveillant avec soi-même tout au long du chemin.

En vous fixant des objectifs simples et clairs pour sortir de la dépendance au tabac, vous vous donnez toutes les chances de réussir. Il n'y a pas de recette unique, car chacun avance à son rythme, avec ses hauts et ses bas. Ce qui marche pour quelqu'un d'autre ne sera peut-être pas ce qui vous conviendra, et c'est tout à fait normal.

Soyez indulgent avec vous-même. Il se peut qu'il y ait des jours plus difficiles, mais cela ne veut pas dire que vous reculez. L'important, c'est de continuer à avancer. Et surtout, n'hésitez pas à demander de l'aide, comme à un proche, un professionnel, ou même un groupe de personnes de votre entourage, peut faire toute la différence.

Vous méritez une vie plus libre, plus légère, sans cette contrainte du tabac. Chaque petit pas compte, chaque journée sans cigarette est une vraie victoire. Gardez en tête que ce chemin-là, vous le faites pour vous, et que vous vous rapprochez un peu plus chaque jour de cette version de vous-même, en meilleure santé et plus sereine.

Visez bien pour toucher votre ennemi

Avant qu'une flèche ne fend l'air vers les cieux,
prenez le temps, au calme, les deux yeux curieux.
Pensez à ce café sans fumée du matin,
à ces marches montées sans reprendre le train.

Visez bien votre but, avec cœur et sincère,
comme un papa qui court sans souffler derrière.
Sa petite qui rit en pédalant plus vite,
sans l'odeur du tabac qui soudain vous évite.

Fixez droit la cible, loin mais pas impossible,
et sentez en vous naître une force invincible.
Quand l'objectif est clair et qu'il fait du bien,
chaque pas devient doux, chaque jour plus serein.

À chaque souffle, laissez vos rêves s'élancer,
comme un enfant qu'on voit enfin respirer.
Libre des volutes qu'il redoutait jadis,
vous tracez pour lui un chemin sans supplice.

Alors, prenez votre arc, le cœur bien présent,
et tirez cette flèche, doucement mais pleinement.
Voyez-la filer vers un jour sans tracas,
où l'on s'éveille libre, le souffle en éclats.

Vous toucherez la cible, d'un trait sans retour,
et laisserez derrière la fumée et ses détours.
Triomphant, le souffle libre et la tête haute,
vous vivrez, chaque jour, cette victoire qui rayonne.

Reconnaître ce qui nous pousse à allumer une cigarette, c'est une étape vraiment importante quand on veut s'en libérer. Ce n'est pas toujours évident, parce que ces déclencheurs se glissent un peu partout dans nos habitudes, parfois sans qu'on s'en rende compte. Il faut apprendre à les repérer, un peu comme on mettrait une lumière sur ce qui, jusque-là, restait dans l'ombre.

Par exemple, beaucoup de gens réalisent que fumer s'est ancré dans certains moments de la journée, comme la fameuse pause-café entre collègues, où la cigarette devient presque un prétexte pour discuter. Une personne racontait qu'elle ne fumait presque pas chez elle, mais qu'au travail, la pause clope était devenue son seul vrai moment de lien avec les autres. C'est là que ça devient un piège, car on associe la cigarette non pas à l'envie, mais à l'ambiance, à la détente, au lien social.

Il y a aussi les moments de stress. Quand la pression monte, au boulot, à la maison, ou dans la tête, la cigarette apparaît comme une sorte de soupape. Un fumeur m'a un jour confié que… : « Quand j'étais à bout, c'était mon bouton pause. » Et c'est vrai que dans ces instants-là, fumer peut sembler apporter un apaisement… mais il est souvent de courte durée, car l'anxiété revient, et le réflexe aussi.

Ces déclencheurs, qu'ils soient visibles ou discrets, jouent un rôle clé dans la dépendance. Mais la bonne nouvelle, c'est qu'une fois qu'on les connaît, on peut apprendre à les contourner. Par exemple, en remplaçant la pause clope par une vraie pause-café, une balade de cinq minutes, ou même un appel à un ami. De quoi s'occuper autrement. Se préparer à ces moments, c'est reprendre un peu de pouvoir sur eux.

Et plus on avance, plus on s'étonne soi-même. Un jour, sans vraiment y penser, on traverse un moment de stress ou de solitude... et on ne pense même pas à fumer. S'en rendre compte ça fait du bien et c'est là qu'on mesure le chemin parcouru.

D'autant que dans le tourbillon du quotidien, entre les mails qui s'empilent, les messages qui n'arrêtent pas de vibrer et les choses à faire qu'on oublie dès qu'on les note... c'est normal d'avoir envie de souffler. Juste une pause. Et pour beaucoup, cette pause a longtemps pris la forme d'une cigarette. Un petit geste presque automatique. Un stress, une contrariété, une réunion qui s'éternise et hop, on sort fumer. Comme si c'était devenu le bouton « pause » de la journée. Je l'ai vécu de très nombreuses fois.

Et c'est vrai, quelque part, ça fait du bien. Une personne m'a dit un jour que : « Quand je fumais, c'était mon moment de silence. Deux petites minutes où le monde arrêtait de faire du bruit. » Et c'est humain, ce besoin de calme, ce besoin de couper. On le connaît tous, ce besoin.

Mais voilà, ce petit moment volé finit par s'installer. Il revient de plus en plus souvent. On ne le choisit plus vraiment, c'est lui qui s'impose. Et sans qu'on s'en rende compte, ce qui n'était qu'une pause devient un pilier. Un truc dont on croit ne plus pouvoir se passer. On ne fume plus parce qu'on aime ça, mais parce qu'on ne sait plus comment faire autrement.

Mais la bonne nouvelle, c'est qu'il y a plein d'autres moyens de respirer un bon coup, sans fumée, et sans se faire de mal. Certains sortent marcher un peu, même juste autour du pâté de maisons. D'autres écoutent une chanson qui les fait sourire ou appellent quelqu'un, tandis que d'autres, prennent un carnet et griffonnent quelques mots ou se mettent à dessiner. Rien d'extraordinaire, mais ça marche. Et petit à petit, on change de réflexe.

Arrêter de fumer, ce n'est pas renoncer à ces moments pour soi. C'est les retrouver, mais différemment, avec moins de dépendance et plus de liberté. C'est se prouver qu'on est capable de respirer pour de vrai, sans que la fumée vienne s'en mêler.

Ça me fait penser qu'identifier les déclencheurs du besoin de fumer, c'est un peu comme repérer les pièges sur un chemin qu'on veut vraiment quitter. Et ça ! C'est une première étape importante, le début de l'aventure. Une fois qu'on met le doigt sur ce qui nous pousse à allumer une cigarette, comme le stress, l'ennui, une habitude sociale, alors on peut commencer à chercher des façons de réagir autrement.

Par exemple, une collègue, avait l'habitude de fumer une cigarette dès qu'un coup de pression tombait au boulot. Elle a fini par remplacer ce réflexe par une petite marche rapide autour du bâtiment, tout en commençant par descendre les escaliers au lieu de prendre l'ascenseur du travail. « Cinq minutes de marche, et l'envie était souvent passée », disait-elle. En étant observateur, je constatais que d'autres, qui restaient à leur bureau, se sont mis à faire quelques exercices de respiration profonde quand l'envie surgissait. Au début on en rit un peu, mais très vite on respecte ces moments. Ils me racontaient qu'ils se concentraient sur leur respiration comme s'ils étaient en train de souffler la fumée, mais sans fumée justement... » Pour moi, quelques jours après, en faisant cet exercice, ça m'aidait aussi à passer le cap.

Et oui... changer ses habitudes peut aussi passer par éviter certains contextes. Par exemple, si l'apéro entre amis rime systématiquement avec cigarette, il peut être utile de proposer une sortie différente, comme un ciné ou une balade. Cela ne veut pas dire fuir ses amis, mais plutôt recréer des moments ensemble, sans que la clope soit invitée. Comme lors d'une randonnée, il ne me venait pas l'envi d'en griller une, mais plutôt de marcher tranquillement en respirant à plein poumon... ça c'était un vrai régal.

En comprenant les mécanismes qui va nourrir cette envie de fumer, on gagne une longueur d'avance. On apprend à reconnaître les signaux, à anticiper les situations à risque, et petit à petit, on construit une nouvelle routine. Ce n'est pas un sprint, mais plutôt une série de petits pas.

Oui, pas à pas, ça demande du temps, et parfois on trébuche. Mais avec un peu de patience et des stratégies qui nous ressemblent, il devient vraiment possible de s'alléger du poids de ce tabac amère. Et puis, un jour, presque sans s'en rendre compte, on réalise qu'on respire mieux, qu'on est plus libre... et que la cigarette n'a plus sa place dans notre quotidien et c'est tant mieux... tire-toi donc de là, ennemie de notre vie !

En réalité, se libérer du tabac, est un chemin souvent sinueux qui demande de se poser, de réfléchir profondément à ce qui nous pousse à fumer, et d'explorer toutes les petites habitudes qui nous maintiennent dans ce cercle vicieux. Se débarrasser de la cigarette, c'est comme apprendre à se connaître sous un autre angle.

Je me souviens d'une amie, qui a longtemps lutté contre sa dépendance. Elle m'a raconté qu'au début, elle pensait pouvoir simplement arrêter du jour au lendemain. Mais très vite, elle a compris que le chemin était plus complexe que ça, car il a fallu qu'elle identifie les moments où elle se sentait particulièrement vulnérable, comme après une journée stressante au travail ou lorsqu'elle retrouvait ses amis fumeurs. Mais, une fois ces déclencheurs repérés, elle a pu commencer à créer de nouvelles habitudes, comme prendre un moment pour elle après une journée difficile, parfois en lisant, d'autres fois en faisant du yoga.

C'est exactement ça... qui m'a aidé au tout début, dans le fait de comprendre les raisons qui me poussaient à allumer une cigarette, que ce soit pour gérer une vague d'anxiété, dans le besoin de m'intégrer à un groupe, ou simplement comme une sorte de récompense pour un petit effort. Et une fois ces mécanismes identifiés, je pouvais trouver des alternatives. Comme cet autre collègue de bureau, qui a remplacé la cigarette par des pauses café au lieu de s'arrêter pour fumer dans la cour de la société en rejoignant un groupe de fumeur qui était juste en bas de sa fenêtre du bureau. Mais petit à petit, il a appris à gérer ses moments de stress différemment, sans que la cigarette en fasse partie.

Et oui... changer ses habitudes, ça demande vraiment du temps et de la persévérance. Il faut vraiment être honnête avec soi-même. C'est un vrai engagement qu'on prend envers soi-même, quand on comprend qu'il y a des moments où l'on doit être particulièrement vigilant, en trouvant des stratégies plus adaptées, comme s'adonner à une activité physique ou pratiquer des exercices de respiration. Surtout quand l'anxiété pointe le bout de son nez et que l'envie de fumer n'est jamais très loin, alors il nous faut agir vite, pour la stopper. S'il vous plaît, soyons honnête dans notre engagement de l'arrêt du tabac pour stopper cette ennemie la cigarette et lui dire bye-bye une bonne fois pour toute.

Certes, le processus de se libérer du tabac n'est pas juste une question de santé physique, mais aussi de retrouver une forme de contrôle sur sa vie, d'ouvrir la porte à de nouvelles habitudes plus saines, plus équilibrées, dans ce véritable cheminement personnel, où chaque progrès, aussi petit soit-il, renforce la motivation à avancer, vers une vie plus sereine, plus libre, sans l'emprise de la nicotine et dire « bye-bye petit' clope... arrête de me fumer la vie ! »

Identifier les déclencheurs du tabagisme

Repérer l'apparence cachée des déclencheurs,
une étape clé pour éclaircir l'horizon.
Comme mon collègue, qui après des années de peurs,
à vue que c'était le stress, et non la raison.

La nicotine, douce lumière, mais trompeuse,
masque une dépendance qui ne cesse de croître.
Je me souviens, pris dans cette chose précieuse,
j'y croyais, mais c'était un piège à combattre.

Plutôt que de céder à l'appel de la clope,
je me suis mis à courir, à méditer.
Des jours de sueur, de souffle, à chaque pause,
et aujourd'hui, je respire, loin de cette réalité.

En brisant ses chaînes, pour reprendre le contrôle,
comme ce collègue, cherchant sa clé.
À chaque petit pas vers la liberté,
il se sentait plus léger, et chaque victoire chantée.

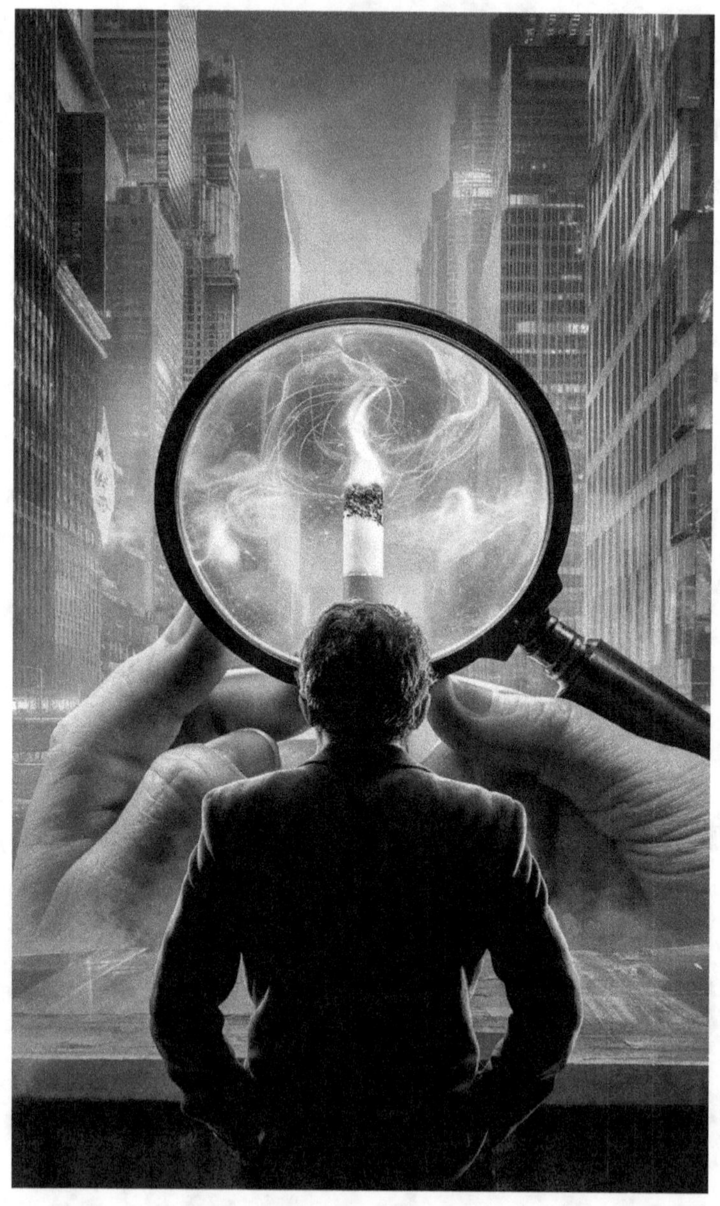

Renforcer la motivation à arrêter

Trouver la motivation pour se défaire d'une habitude, c'est un défi que beaucoup connaissent de près. On a tous, à un moment ou un autre, essayé d'arrêter quelque chose, comme une cigarette le matin, ce petit grignotage devant la télé, ou même une habitude de pensée qui nous tire vers le bas. Et soyons honnêtes, ce n'est jamais simple.

Dans un quotidien qui déborde de sollicitation, avec toutes ces pubs, réseaux sociaux, stress du boulot ou des études, il faut une sacrée dose de lucidité pour se dire : *« Là, je veux changer. »* Et surtout, pour s'y tenir. D'ailleurs, j'ai en tête un ami qui tentait d'arrêter de fumer, mais à chaque pause-café, il luttait contre ce geste si ancré dans ces habitudes. Alors, un jour, il m'a dit que : *« Ce n'est pas la cigarette que j'essaie de quitter, mais c'est le moment de réconfort qu'elle m'apporte. »* Ça m'a fait réfléchir.

Car, changer, c'est souvent une série de petits choix quotidiens à faire, parfois invisibles pour les autres, mais immenses pour soi. C'est dire non, une première fois, puis une deuxième fois. Puis peut-être craquer. Puis avec courage, recommencer, sans se juger trop durement.

Il y a quelque chose de profondément humain là-dedans, comme ne sorte de combat intérieur entre ce qu'on veut devenir et ce qu'on a l'habitude d'être. Pas facile, j'en ai fait l'expérience. Et parfois, un simple mot d'encouragement, une discussion, ou même une victoire toute bête, comme passer devant un bureau tabac sans y entrer, suffit à rallumer l'envie de continuer à se battre contre cette ennemie, la cigarette.

Et pourtant, aussi compliqué que cela puisse paraître, renforcer sa motivation pour arrêter de fumer, ce n'est pas un rêve hors de portée. Oui, oui... c'est possible d'arrêter. Beaucoup y sont arrivés et vous e pouvez aussi. Cela commence souvent par un déclic, une prise de conscience sincère, en se rendant compte, peut-être pour la première fois vraiment, de l'impact que cette habitude de fumer à sur notre corps, sur notre énergie, ou même envers nos proches. Et surtout, imaginer ce que ça changerait d'arrêter, dans le fait de mieux respirer, se sentir plus libre, retrouver le goût des choses simples.

Ce qui fait la différence, ce n'est pas d'être parfait, mais c'est d'apprendre à se parler avec un peu plus de douceur. On a tous tendance à se juger durement quand on échoue, mais en réalité, chaque faux pas peut être une occasion de mieux comprendre ce qui nous fait flancher, et de repartir plus fort.

Un ancien fumeur me racontait un jour que « *Ce n'est pas la fois où j'ai tenu trois mois, sans fumer qui m'a fait arrêter, mais c'est celle où j'ai rechuté, en comprenant le pourquoi, et tout de suite décidé de m'y remettre sans me détester.* » Cette bienveillance envers soi-même, ce regard un peu plus tendre, c'est souvent ce qui permet d'avancer vraiment dans l'arrêt total du tabac amère.

Et puis, il ne faut pas sous-estimer à quel point le soutien des autres peut faire la différence. Avoir quelqu'un à qui parler, quelqu'un qui comprend ou qui écoute sans juger, ça change tout. Un ami, un proche, un collègue... parfois une simple phrase comme, « *Tu tiens bon, je suis fier de toi* » suffit à redonner de l'élan quand on doute.

Et oui... partager ce qu'on traverse, dans les hauts comme dans les bas, ça permet de se sentir moins seul. Et souvent, ces échanges deviennent un vrai moteur. Alors, on avance ensemble, on se soutient, et ça rend le chemin un peu moins lourd.

En écrivant ces lignes, je ne peux m'empêcher de repenser au tout début dans ma lutte contre le tabac. Ça me ramène à une période où je me sentais complètement paumé, comme si j'étais seul sur un bateau en pleine mer, sans boussole. Je cherchais désespérément une oreille attentive, quelqu'un qui comprendrait ce que je traversais. Et cette personne, ça a été ma sœur.

Elle avait elle-même réussi à arrêter de fumer quelques années plus tôt. Alors naturellement, je me suis tourné vers elle. Je me souviens encore de notre premier café ensemble après que je lui ai parlé de mon envie d'arrêter. Elle n'a pas ri, elle n'a pas jugé. Elle a juste hoché la tête doucement, avec ce petit sourire complice, celui qui veut dire : « Je sais ce que tu ressens. »

Chaque fois que j'allais chez ma sœur, je savais que cela allait me faire du bien. Alors pourquoi s'en priver. Ce n'était pas seulement que pour des conseils ou du soutien, mais c'était un vrai moment de respiration. Parfois, on se retrouvait dans sa cuisine, deux mugs de thé devant nous, et elle me racontait comment, elle aussi, avait eu envie de craquer en passant devant un bureau de tabac, ou comment elle avait serré les dents lors d'un dîner entre amis fumeurs. Ces histoires me parlaient. Elles rendaient mes propres galères moins honteuses, plus normales.

Elle avait cette façon de me parler, sans jamais me faire sentir faible. Juste humaine. Un jour, je lui ai confié que j'avais craqué. Elle n'a pas eu un mot dur. Elle m'a simplement dit que : « C'est comme apprendre à faire du vélo. Parfois tu tombes. L'important, c'est de remonter. »

Sa bienveillance m'a tenu debout dans les pires moments. Elle a été ce petit phare qui me rappelait qu'il y avait un rivage quelque part. Grâce à elle, j'ai compris que chaque jour sans cigarette était une victoire. Que même les rechutes avaient quelque chose à m'apprendre. Et surtout, que je n'étais pas seul.

Aujourd'hui, quand je repense à tout ce chemin parcouru, ce n'est pas la fierté qui me submerge en premier, mais la gratitude à ce que ma sœur a été mon point d'ancrage quand tout tanguait. Il y a eu des moments où je voulais tout laisser tomber, où la tentation revenait plus forte que jamais, comme cette fin de journée d'hiver, où, après une journée pourrie, je suis resté dix minutes plantées devant un tabac, les mains dans les poches, le cœur qui battait trop fort. Et puis... ouf ! en la croisant avec ses deux filles venant faire des courses, je l'ai suivi et c'est ce qui m'a sauvé ce jour-là, juste là, au bon moment, occupé finalement moi aussi à faire des achats, avant de rentrer chez moi.

Pendant nos achats, elle me parlait de ses propres cicatrices, ses propres combats. À ses côtés, j'ai appris que demander de l'aide n'est pas un signe de faiblesse, mais de courage. Respirer librement aujourd'hui, c'est bien sûr un soulagement pour mon corps, mais aussi un apaisement pour mon esprit. Et tout ça, je le dois aussi à elle... ma sœur.

En y repensant, je crois qu'on parle souvent de « volonté » quand il s'agit de changer une habitude, mais ce n'est qu'une partie de l'histoire. Ce qui fait vraiment bouger les choses, c'est le déclic, cette prise de conscience que nos choix d'aujourd'hui sculptent la personne qu'on sera demain. C'est ce genre de réflexion qui m'a poussé à tenir bon. Le soutien, les prises de conscience, les petites victoires du quotidien... c'est tout cela qui construit une vraie motivation.

Lutter pour une vie sans tabac

Le combat contre cette foutue cigarette,
c'est une lutte de tous les jours, sans trêve.
Elle m'appelait, douce et traîtresse à la fois,
promettant le calme, alors qu'elle grignotait ma voix.

Parfois, c'était au réveil, dans le silence du matin,
le corps engourdi, mais la main déjà en chemin.
Ou après une dispute, quand tout semblait flou,
elle arrivait furax, une pause entre deux coups.

Mais j'ai appris à l'écouter autrement, ce stress,
à respirer fort, à faire taire cette promesse.
À savoir que la vraie paix ne sortait pas d'un briquet,
mais d'un souffle libre, d'un choix répété.

Chaque bouffée volait un peu de ma lumière,
me laissant croire qu'elle allégeait mes misères.
Mais dans la fumée, ce n'était que du flou,
des chaînes invisibles qui me tiraient vers le trou.

Alors j'ai commencé à marcher, à sortir prendre l'air,
à remplir mes poumons d'autre chose que du fer.
Petit à petit, j'ai troqué le geste automatique,
contre des rituels simples, presque magiques.

Comme un café sans clope, un sourire sans détour,
un soir où je n'ai pas craqué, même d'amour.
Chaque jour sans elle est une petite victoire,
pas toujours facile, mais pleine d'espoir.

Je redécouvre les jours sans nuage, sans bruit,
les silences paisibles, les réveils sans ennui.

Un pas après l'autre, j'apprends à me sourire,
et sans arrière-goût, je commence à vivre.

Et même si parfois elle revient frapper à ma porte,
je me rappelle d'où je viens, de toute mes forces.
Car dans ma lutte, je fais ce choix de vie,
me retrouver entier... enfin, je m'en suis sorti.

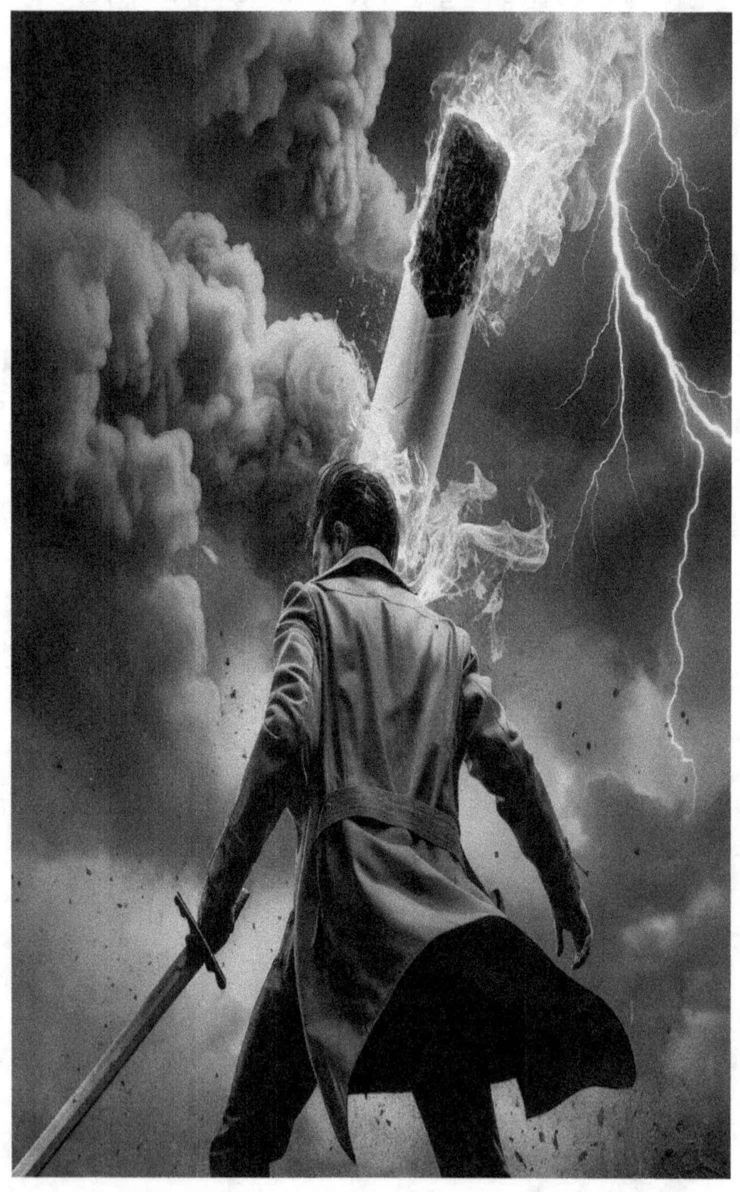

Garder son équilibre au quotidien, c'est presque un sport à part entière, surtout quand on a décidé d'arrêter de fumer. Et oui, c'est un vrai parcours, avec des hauts et des bas. Il y a des jours où ça va, où on se surprend à se dire « tiens, je n'y ai même pas pensé aujourd'hui », et puis d'autres jours où la moindre contrariété devient une excuse parfaite pour finir par replonger.

Je me souviens d'un mardi particulièrement tendu. Une réunion qui s'éternise qui avait été annoncé à la dernière minute, mon ordi qui plante. Et plus tard dehors s'en était pas fini, car en prime un texto sec d'un proche. Alors... ouïe... j'ai senti la vieille envie revenir, comme une vieille copine toxique qui tape à la porte. Mon corps s'est levé presque tout seul, direction le bureau de tabac. Et là, une collègue m'a attrapé au vol pour me proposer un café. Ce petit détour, ce moment simple, m'a sauvé la mise ce jour-là. Dans ce café, tout en discutant de notre vie au boulot, la tension... le stress, à commencer à redescendre.

Ce genre de situation m'a appris un truc essentiel, qu'on a tous nos déclencheurs. Pour certains, c'est le stress du boulot, pour d'autres, un repas en famille ou même juste l'ennui. On ne peut pas toujours les éviter, mais on peut apprendre à les reconnaître. Et quand on les connaît, on peut mieux y faire face.

Parfois, c'est juste prendre une vraie pause au lieu de foncer dans le mur. Aller marcher, respirer à fond, écouter une chanson qu'on aime, ou appeler quelqu'un qui comprend. Pas pour chercher des solutions miracles, mais juste pour se reconnecter à autre chose, à soi. De comprendre toutes ces tensions qui nous entoure au quotidien.

Dans quelles situations on se retrouve à sentir cette tension monter, ce stress sourd qui nous pousse à allumer une cigarette, presque sans y penser ? C'est une vraie question, parce que souvent, ce geste qu'on connaît par cœur arrive comme une réponse automatique, comme un vieux réflexe mal appris.

Il y a mille et une raisons de se sentir tendu, et chacun a ses déclencheurs. Mais certains reviennent souvent, et moi, je m'y retrouve encore quand j'y repense.

Tenez, comme le boulot, par exemple. C'est un gros morceau celui-là. Je me souviens d'une journée où j'avais trois réunions à la suite, un rapport à finir pour « hier », avec des stats à rendre et mon chef qui me lançait des mails en majuscules. « Ô calmosse lui disais-je dans ma tête ! » À la pause, je suis sorti comme une fusée, direction l'extérieur. Alors, j'ai cherché mon paquet dans ma poche, puis j'ai réalisé que je n'en avais plus. Je suis resté là, les mains vides, un peu perdu... et j'ai juste respiré. Une collègue m'a rejoint, on a parlé de tout sauf du boulot. Dix minutes et ça m'a fait du bien.

Le stress, ça peut aussi venir de chose, comme les disputes à la maison, les galères d'argent, ce genre de trucs qu'on ne montre pas mais qui pèsent lourd. « Aurais-je assez pour payer mon loyer, ce mois-ci ? ». « Vais-je être encore dans le rouge sur mon compte en banque ? » ... Une fois, après une grosse engueulade au boulot, j'ai failli craquer. J'avais même déjà la cigarette en main. Et puis j'ai pensé à ma nièce, à cette promesse que je lui avais faite : « Tonton, tu vas arrêter pour de vrai ? » Ça m'a planté là, bêtement, mais ça m'a empêché d'allumer.

Ce qui est dur avec le stress, c'est qu'il arrive sans prévenir, et qu'on a longtemps appris à le faire taire avec de la fumée. Mais cette « pause clope » qu'on croit nous détendre, elle dure cinq minutes... et la tension revient souvent encore plus forte après.

Petit à petit, j'ai appris à trouver d'autres façons de souffler, comme écrire deux lignes dans un carnet, envoyer un message à un pote, même juste aller laver la vaisselle en écoutant de la musique. Ce ne sont pas des solutions miracles, mais elles m'évitent de retomber dans le piège.

Le plus important, c'est de comprendre qu'on n'est pas seul à ressentir tout ça. Et qu'il existe plein de petites portes de sortie, à tester, à apprivoiser. Parce qu'au fond, ce n'est pas tant la cigarette qu'on cherche, mais un peu de répit, un peu de douceur. Et ça, on peut le trouver autrement.

Le stress social, c'est un truc qu'on ne pense pas toujours à nommer, mais il peut vraiment peser.

Combien de fois je me suis retrouvé à une soirée, entouré de gens que je ne connaissais pas, avec ce sentiment bizarre d'être « de trop » ? Et là, comme par réflex, pour m'échapper un instant, respirer, ou juste avoir une excuse pour ne pas rester planté là sans rien dire.

Je me souviens d'un dîner à une soirée organisé par des collègues de travail. Tout le monde parlait boulot, alcool, nature et voyages. Moi, je ne connaissais pas grand monde, et je me sentais à côté de la plaque. J'ai prétexté une envie de cigarette et je suis allé dehors, juste pour m'accorder une pause. Ce genre de moments m'a appris que parfois, on fume plus pour fuir que pour se détendre.

Il y a aussi ce stress lié à la santé, qui est paradoxal. Quand on a des soucis de santé, ou même juste la peur d'en avoir, on pourrait croire qu'on éviterait la cigarette. Et pourtant, c'est parfois l'inverse. J'ai un ami qui a fumé plus que jamais quand il a appris qu'il devait passer une IRM pour des douleurs persistantes. Il me disait : « Je sais que c'est débile, mais ça me calme. » En réalité, il cherchait juste un moyen de faire taire son angoisse.

Et puis il y a tous ces petits stress du quotidien qu'on accumule sans s'en rendre compte. Les enfants qui crient, la vaisselle qui déborde, les embouteillages interminables, le réveil qui sonne trop tôt. C'est banal, mais mis bout à bout, ça use. Je me souviens d'un matin où tout allait de travers, avec mon café qui avait débordé, j'ai raté mon bus, et j'avais une réunion à ne pas louper. Avant, j'aurais grillé une clope en vitesse pour « me remettre les idées en place. » Maintenant, je mets mes écouteurs et je marche un peu plus vite, en me disant que ce n'est qu'un mauvais moment à passer.

Ce que j'ai compris, c'est que la cigarette était souvent un refuge, pas une solution. Et quand on commence à identifier ces situations, on peut chercher d'autres manières de souffler, comme respirer profondément, changer d'air, ou simplement s'autoriser à dire qu'on a besoin d'un moment pour soi. Ce sont ces petits changements qui, au fil du temps, finissent par faire toute la différence.

Une fois qu'on prend conscience de ce qui déclenche notre stress, il devient essentiel de trouver des moyens de le gérer. C'est un peu comme quand on a enfin compris que l'on appuyait trop fort sur l'accélérateur et qu'on doit désormais apprendre à doser notre vitesse. Ce n'est pas toujours facile, mais petit à petit, ça devient une habitude.

Pour moi, l'une des premières choses que j'ai faites, c'est de me concentrer sur ma respiration. Je me souviens d'un moment où tout semblait s'effondrer autour de moi, avec le trop de pression au travail, une conversation qui tournait mal avec un ami, et, bien sûr, la tentation de fumer qui me guettait. C'est là que j'ai décidé de tester la respiration profonde, un truc que j'avais entendu mille fois mais jamais vraiment appliqué. J'ai pris cinq minutes, juste cinq pas plus, pour respirer calmement. Au début, j'avais l'impression que ça ne servait à rien. Mais peu à peu, ça a commencé à me permettre de me recentrer. Même aujourd'hui, sans cigarette, machinalement, je continu de faire des pauses « respiration » assis sur ma chaise à mon bureau et hop je respire profondément, comme si c'était devenu un rituel.

Il y a aussi cette histoire de se donner du temps pour soi. Je me suis mis à marcher dans la nature, juste pour décompresser. C'est souvent les moments les plus simples qui me sauvent. Un après-midi, je suis allé faire une petite balade en forêt, rien de bien exceptionnel, mais l'air frais, le calme... ça m'a ressourcé comme une recharge de batterie. Parfois, juste m'échapper du tumulte pendant quelques heures a suffi pour me remettre sur pieds. D'autres fois, je me suis mis à dessiner ou à écrire. Ces moments créatifs, où je me déconnecte du stress, m'ont beaucoup aidé.

Et puis, il y a cette idée de s'entourer. Au début, je n'ai pas osé en parler à mes proches, comme si c'était une faiblesse. Mais un jour, j'ai franchi le pas et j'ai partagé avec ma sœur mon envie d'arrêter de fumer. Elle m'a écouté, m'a encouragé, et c'est comme si j'avais trouvé une alliée. Parler de mes défis, de mes petites victoires, ça m'a permis de me sentir soutenu. Quand ça allait mal, c'était toujours un message ou un appel qui me redonnait de la force. Les proches, ça compte tellement dans cette aventure. Mais même sans les proches si cela est tabou dans la famille, ont peu penser à un ami intime pour lui en parler, de notre combat contre l'arrêt du tabac.

Bien sûr, il y a des rechutes, des moments où on flanche. Ça fait partie du processus, et c'est souvent là qu'on se sent le plus démuni. Mais j'ai appris à ne pas me juger trop sévèrement. Tenez, je me rappelle d'une fois où, après une grosse journée, j'ai craqué. Plutôt que de me flageller, j'ai pris un moment pour réfléchir à ce qui m'avait fait tomber. Ce n'est pas un échec, c'est juste une leçon. Chaque faux pas, chaque obstacle rencontré, m'a permis de m'ajuster, de trouver des solutions pour éviter de retomber dans le piège.

Je dirais que l'essentiel, c'est d'aborder ce parcours avec bienveillance. Oui, ça va être difficile. Oui, il y aura des hauts et des bas. Mais si on prend le temps de respirer, de se faire confiance et de s'entourer de gens bienveillants, on augmente vraiment nos chances de réussir. L'arrêt du tabac, c'est un voyage, et chaque étape, même les plus compliquées, nous rapproche un peu plus de l'objectif, dans celui d'arrêter une bonne fois pour toute, la cigarette.

Dans le quotidien, le stress s'insinue,
comme un fil barbelé, il pénètre, il nuit, il tue.
Chaque jour, il serre, il étreint, il fait mal,
une épine dans l'âme, un venin fatal.

Mais je refuse de me laisser enlacer,
par ces tourments qui veulent me terrasser.
Je cherche des voies, des échappatoires,
pour retrouver la paix, pour renaître en espoir.

Alors, je tisse des stratégies, tels des fils d'argent,
pour me libérer de ce joug étouffant.

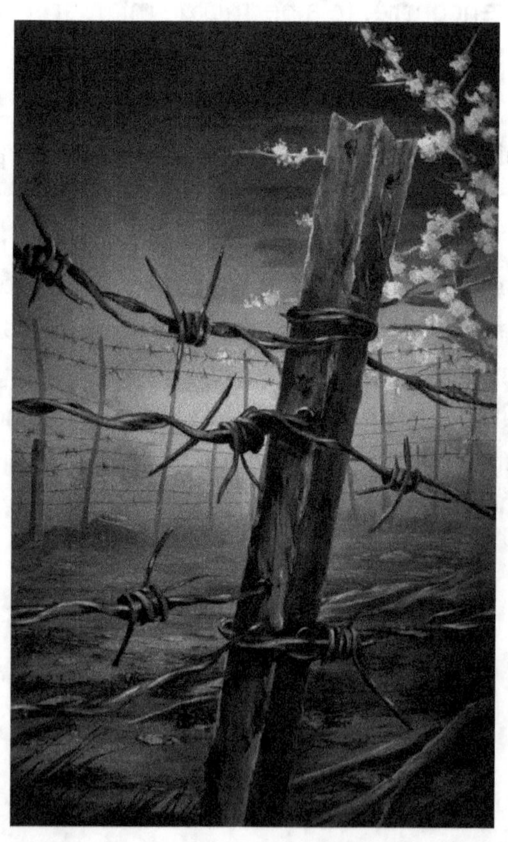

Stratégies pour faire face aux envies

Pour éviter de retomber dans le tabac, il ne suffit pas de dire « j'arrête. » C'est un peu comme vouloir grimper une montagne en tongs. Il faut un bon sac à dos rempli de petites stratégies qui nous ressemblent, qui collent à nos habitudes et à nos envies. Le simple fait de se dire « tiens, j'ai envie d'une clope », et d'en prendre conscience, c'est déjà un pas en avant. Un jour, quelqu'un m'a dit : « les envies, c'est comme des vagues, elles montent... et puis elles redescendent. » Cette image m'a toujours aidé. On n'est pas obligé de surfer chaque vague.

Quand on comprend que ces envies sont temporaires, on respire mieux, au propre comme au figuré. On se sent plus armé pour leur dire : « pas aujourd'hui. »

Une des choses qui m'a le plus aidé, c'était de remplacer la clope par autre chose, une activité qui fait du bien. Par exemple, marcher, oui, juste marcher. Ça peut paraître simple, mais combien de fois je suis sorti faire un tour dans le quartier, juste pour casser cette pensée fixe. Ou alors courir, quand l'énergie, elle déborde. Et là, qu'elle a été m'a surprise de constater qu'après dix minutes, le corps libère des endorphines, cette espèce de petite euphorie naturelle. Rien qu'à savoir ça, finalement on peut se dire : « Ah mais j'ai pas besoin de nicotine pour me sentir bien. »

Et petit à petit, on sent qu'on récupère quelque chose, comme de la santé, mais aussi une fierté tranquille, une confiance en soi. On ne se bat pas contre soi-même, on se découvre autrement. Un jour, sans prévenir, on se rend compte qu'on n'y pense plus autant, à la cigarette. Dès les premières semaines, je me rendais compte que j'avais oublié la cigarette du soir sur le balcon, et même celle du matin, au réveil. Et ça, c'était une victoire douce, discrète, mais tellement belle. « Enfin, me disais-je... Elle commence à fuir, celle-là et c'est tant mieux. »

Et on ne le dit jamais assez, mais être bien entouré, ça change tout. Quand on décide d'arrêter de fumer, le regard et les mots des autres peuvent peser lourd... dans le bon sens. Avoir quelqu'un qui croit en nous, qui nous dit « Super. Je suis fier de toi » ou « Tu tiens bon, c'est super », ça donne un coup de boost incroyable. Que ce soit un ami, un frère, une collègue ou même un inconnu sur un forum, ce soutien crée un petit filet de sécurité. On se sent moins seul, et surtout, on se sent compris.

En effet, parler à quelqu'un qui a déjà vécu ça, ça fait du bien aussi. On partage des galères, des astuces, des petites victoires du quotidien. J'ai un ami qui m'a dit un jour : « A chaque fois que t'as envie de fumer, appelle-moi, même pour ne rien dire. » Et je l'ai fait. Parfois juste pour entendre sa voix et passer l'envie. Ce genre de présence, ça vaut de l'or. Et si on en ressent le besoin, les professionnels de santé sont aussi là pour guider, sans juger. Un petit coup de pouce médical ou psychologique peut vraiment faire la différence. A nous de voir, bien sûr.

Au fond, arrêter de fumer, ce n'est pas juste poser la cigarette. C'est changer un bout de son quotidien, petit à petit. En bougeant plus, en respirant mieux, en apprenant à calmer le stress autrement, en s'entourant de bienveillance aussi, on se construit un nouveau rythme. Ce n'est pas toujours facile, c'est vrai, mais c'est tellement possible. Et chaque jour sans cigarette, c'est un pas de plus vers une vie plus sereine, plus libre, plus nous en fait, avant d'avoir touché à cette ennemie.

Avec le temps, on réalise que les envies de fumer ne viennent pas de nulle part. Elles ont souvent leurs petites habitudes, leurs rendez-vous bien précis, comme le café du matin, un moment de stress, un coup de fil qui dérange... c'est un peu comme si la cigarette s'invitait dans notre routine sans qu'on l'ait vraiment conviée. Alors, l'un des meilleurs réflexes, c'est d'apprendre à repérer ces moments-là. Une fois qu'on les connaît, on peut commencer à les apprivoiser autrement.

Par exemple, si le café du matin rime toujours avec cigarette, pourquoi ne pas changer un peu le décor ? Certains troquent leur espresso contre une tasse de thé, ou même de l'eau citronnée. Ce petit geste peut paraître anodin, mais il fait bouger les repères. Et c'est parfois tout ce qu'il faut pour désamorcer l'envie. Pour moi, le matin c'était directos à la douche. J'ai connu quelqu'un en voyage, qui le matin s'était mis à boire son café en marchant au bord de la piscine, loin de son « coin clope » habituel. Le résultat, pour ce voyageur, c'était plus de réflexe automatique, mais il se créait de nouvelle habitude de boire son café, lorsque c'était possible, en le buvant en marchant par moment.

Changer ses habitudes, c'est aussi un jeu d'exploration. Après un repas, au lieu de filer dehors pour fumer, pourquoi ne pas essayer autre chose ? Une petite balade, quelques étirements, appeler quelqu'un qu'on aime bien ou même replonger dans ce livre qui attend depuis trop longtemps sur la table de nuit. Ces nouvelles routines, au début un peu forcées, deviennent vite naturelles. Et un jour, presque sans s'en rendre compte, on se surprend à ne plus y penser. Essayez donc, vous verrez.

Ce ne sont pas de grands bouleversements, juste des ajustements simples, à votre rythme. Mais, mis bout à bout, ils transforment le quotidien. Et c'est là que la magie opère.

Petit à petit, en testant ces stratégies, on découvre qu'on peut vraiment reprendre le contrôle. Les envies de fumer ne disparaissent pas du jour au lendemain, c'est vrai, mais elles s'adoucissent. Et surtout, on apprend à les regarder autrement. Elles deviennent comme des nuages, qui passent sans s'arrêter dans le ciel. Au début, j'avais toujours cette peur de ne pas y arriver. La peur du manque bien sûr. Mais un jour, après avoir refusé une cigarette à la pause-café, je me suis senti étrangement fier. Pas parce que j'avais fait un exploit, mais parce que j'avais « choisi » pour moi, consciemment.

Il faut se le dire aussi, qu'avoir envie, c'est normal, car elle est encore là, l'autre, à essayer de nous faire chuter. Ce n'est pas un échec, non, mais avec le temps, la répétition, l'envie se transforme. Et à force de répéter ces nouveaux gestes, ces nouvelles façons de faire, on se construit une vie plus légère, plus libre. Une vie sans fumée. Sans elle.

Et dans tout ça, il y a un trésor qu'il ne faut jamais sous-estimer : « Les autres. » Le soutien, la bienveillance, l'écoute. Parler à un proche, envoyer un message à un ami après une journée difficile, ou même échanger avec quelqu'un qu'on ne connaît pas si bien mais qui vit la même chose... c'est puissant, ça occupe. J'ai un collègue, par exemple, qui m'envoyait un petit « Tiens bon » chaque soir pendant ma première semaine d'arrêt. Rien que ça, ça me faisait du bien.

Et puis il y a les forums, et d'autres fois, les cafés sans clopes entre anciens fumeurs. On y trouve des histoires, des fous rires, des galères aussi, mais surtout cette sensation de ne pas être seul. Je me souviens de ce jeune, venu en vacances, l'ami d'un ami, dans ce café qui disait : « Au lieu de fumer ma cigarette du matin, maintenant j'écoute les oiseaux. J'en avais oublié le chant. » Cette phrase m'est restée. Parce que oui, on redécouvre plein de petites choses qu'on croyait perdues ou banales. Et on avance, on avance... on avance ensemble.

Mon chemin vers une vie sans tabac, était pour moi comme un voyage qu'on fait entourer, soutenu et même, parfois porté. Et chaque jour qu'on tient, c'est une preuve de plus qu'on veut et peut y arriver. Coute que coute, je voulais finir ce voyage sans cette satané clope dans le bec.

Pour moi et pour beaucoup d'autres, l'un des moments les plus durs, c'était le matin. Cette première cigarette de la journée, celle que parfois, je grillais presque encore à moitié endormi, c'était mon tout petit rituel. Elle venait avant tout, même avant le café. Elle me donnait l'illusion d'un calme, comme si la journée commençait « vraiment », qu'après cette bouffée-là, qui pue et qui tue. J'en ai parlé un jour à un collègue, un type vraiment à l'écoute, un peu comme ce pote d'école avec qui on peut tout dire sans crainte d'être jugé. Des gens comme ça y en a peu, mais y en a.

Il m'a regardé en souriant, puis il m'a dit : « Et si tu troquais ce moment contre une bonne douche bien fraîche ? » Au début, j'ai ri. Franchement, une douche à la place d'une clope ? Mais j'étais curieux, alors j'ai essayé. Et là, surprise ! Le choc de l'eau froide sur le visage, la sensation d'éveil immédiat... c'était comme un coup de starter naturel. Cette routine m'a tellement plu, que s'en est devenu un de mes petits rituels préférés. Aujourd'hui encore, je commence mes journées sous le jet de la douche, et je pense souvent à ce conseil offert simplement, avec bienveillance. Mais bien sûr, il me fallait, surtout à mon réveil, ne pas tarder et allez directos sous la douche. Et ça marche !

Et puis, il y a quelque chose que j'ai découvert un peu par hasard, dans le fait de se récompenser. Et ça aussi ça fonctionne. Pas besoin de s'offrir une montre de luxe à chaque victoire (quoi que pourquoi pas !), mais célébrer les petits pas, ça change tout. Moi, après trois jours sans fumer, je me suis offert un bon croissant de la boulangerie du coin, celui qui est encore tout chaud et où le beurre a même croustillé sur le dessus. Mmm... Une vraie récompense, rien à voir avec les croissants industriels. À la fin de la première semaine, je me suis payé une séance de ciné, popcorn compris. Et chaque mois, je mettais de côté l'argent que j'aurais mis dans les cigarettes. Au bout d'un moment, j'avais assez pour m'offrir ce pantalon que je reluquais depuis des semaines. Ce genre de gratification, ce n'est pas juste matériel, c'est aussi symbolique, c'est comme dire à son corps et à son esprit « Bravo, t'as tenu bon. »

Ce qui est beau dans ce chemin, c'est qu'on apprend à se connaître différemment. On remplace des réflexes par des choix. Et chaque choix est une petite victoire qui s'ajoute aux autres, jusqu'à construire un vrai changement. Ce matin-là où j'ai choisi la douche au lieu de la cigarette, je ne le savais pas encore, mais j'avais déjà commencé à me libérer. « Elle a en reçu des douches froides matinales avec moi la clope ! » « Très vite ça la refroidi ! » « Puis elle a fini par partir de ma vie ! »

Le soutien des autres et les petites récompenses qu'on s'offre sur le chemin peuvent faire toute la différence. Avoir quelqu'un à qui parler, un message d'encouragement, un regard bienveillant... ce sont souvent ces petits gestes qui nous donnent la force de continuer. Et se récompenser, même qu'un petit peu, c'est une manière de se dire bravo, de reconnaître les efforts fournis. Une tasse de chocolat chaud, un épisode de sa série préférée, une balade dans un endroit qu'on aime... ce sont des cadeaux qu'on se fait pour marquer les étapes franchies. Ces instants de douceur construisent notre nouvelle vie, sans même qu'on s'en rende compte, comme un environnement plus sain, plus chaleureux, dans lequel il devient plus facile de dire non à la cigarette.

Et puis, il faut être honnête, dans ce parcours qui n'est pas tout droit, tout droit. Et oui, il y a des hauts, des bas, parfois des moments de doute. Et c'est normal. Une rechute, ça n'a rien d'un échec. C'est juste une pause, un détour, parfois même une prise de conscience. J'ai un ami qui avait tenu deux mois sans fumer, puis un soir de stress, il a craqué. Le lendemain, il m'a dit : « J'étais déçu, bien sûr, mais ça m'a montré combien je tiens à ce que j'ai construit. Je n'ai pas envie de tout recommencer à zéro, j'ai juste envie de continuer. » Et il a repris là où il s'était arrêté. Ouf... courage à tous ceux qui craque... continuez donc votre combat. Pleurez si ça peut vous faire du bien, mais tenez bon. Elle... elle en n'a plus pour longtemps, avant qu'elle quitte notre corps.

Alors, quand une rechute arrive, ce n'est pas le moment de se juger, mais c'est l'occasion de se poser les bonnes questions comme : Qu'est-ce qui m'a poussé à fumer ? Dans quel état j'étais ? Qu'est-ce que je pourrais faire différemment la prochaine fois ? Chaque réponse qu'on trouve, c'est une brique de plus dans l'édifice de notre liberté. Ces questions de réflexions, peuvent aussi fonctionner contre toute addiction, tabac, sucre, alcool... et j'en passe.

Dans notre propre chemin vers une vie sans tabac, parfois on trébuche, parfois on s'arrête pour souffler, comme dans une longue course, mais dans la mesure où on avance, même lentement, on est sur la bonne voie.

Ce n'est pas facile, je vous l'avoue, car parfois, on craque. On rallume une cigarette alors qu'on pensait ne plus jamais y toucher. Et ça fait mal, oui. Mais ça peut aussi devenir un tournant. J'ai un ami, qui avait arrêté depuis presque un an. Puis, un jour, après une dispute et une journée bien trop longue, il en a rallumé une. Il s'en est voulu pendant trois jours. Et puis, au lieu de s'enfoncer dans la culpabilité, avant que la nicotine ne s'y réinstalle, il a pris un carnet et a noté tout ce qu'il avait ressenti, ce que cette cigarette ne lui avait pas apporté. Il m'a dit ensuite ces mots : « Tu sais quoi ? Cette clope m'a rappelé pourquoi j'ai arrêté. » Parfois, une rechute, c'est comme une piqûre de rappel. Elle ne vous fait pas revenir en arrière, elle vous pousse à aller plus loin.

Ce qui compte, ce n'est pas d'être parfait, mais de rester engagé, dans ce chemin vers une vie sans tabac, un peu comme une randonnée en montagne. Il y a des montées raides, des cailloux qui glissent sous les pieds, des moments où on a envie de redescendre. Mais à chaque pas, même petit, on monte, allez, courage, on monte. Avec cette pensée en tête : « Chaque jour sans cigarette, même ceux où on lutte minute après minute, c'est une victoire. » C'est comme cette fois où j'ai réussi à passer une soirée entière avec mes amis fumeurs, sans pour autant toucher une seule cigarette. J'étais fier comme un gosse. J'en ai parlé pendant trois jours, tout excité que j'étais.

Et vous verrez, à force, ces envies qui semblaient insurmontables deviennent des souvenirs flous. Un matin, sans vous en rendre compte, vous passerez devant un fumeur sans même y penser. Et ce jour-là, vous sourirez, parce que vous saurez que vous avez repris les commandes.

Entourez-vous. Parlez. Demandez de l'aide si besoin. Une amie m'a confié que ce qui l'a le plus aidée, ce n'était pas les patchs ni les applis, mais les textos du dimanche soir de sa sœur qui lui disait : « Encore une semaine de gagnée, t'es forte. » Ce sont ces petits gestes-là qui font une grande différence.

Et surtout, soyez doux avec vous-même. Il n'y a pas de course, pas de performance. Il y a juste vous, votre corps, votre souffle retrouvé, vos matins sans toux, vos économies, vos balades où l'air sent meilleur. Vous avez en vous cette force. Elle est là, parfois discrète, mais bien présente. Vous n'êtes pas seul, et vous êtes capable de vous créer une vie plus libre, plus légère, plus lumineuse.

Dites non à la cigarette, adoptez de nouvelles voies,
des habitudes saines, ancrées dans chaque pas.
Reconnaissez les envies, fugaces ou légères,
l'exercice vous fortifie, votre bien-être prospère.

Les endorphines s'envolent, le bonheur s'intensifie,
laissez votre esprit s'élever vers l'infini.
Cherchez le soutien de ceux qui vous entourent,
partagez vos combats, ensemble, la force se noue.

Développez des stratégies sages,
domptez les déclencheurs, brisez les cages.
Célébrez chaque étape franchie,
les rechutes enseignent, restez dans la vie.

Avec patience, votre persévérance s'épanouit,
chaque jour sans tabac, où votre essence resplendit.
Dans une vie plus lumineuse, une santé retrouvée,
sur un chemin de victoire vers des horizons dorés.

Décider d'arrêter de fumer, c'est un peu comme si on tournait une page pour en écrire une nouvelle, plus saine, plus libre. Beaucoup le font pour mieux respirer, pour retrouver le goût des aliments, pour leurs enfants ou tout simplement pour se sentir mieux dans leur corps. Mais, même avec la meilleure volonté du monde, ce chemin n'est pas toujours simple, car arrêter la cigarette, joue sur notre, *physiques* et nos *émotions*, et il est bon d'en être conscient pour mieux les gérer.

Sur le plan physique, le corps réagit souvent au sevrage de manière assez directe, comme des envies de fumer plus fortes que jamais, maux de tête, fatigue soudaine, petits vertiges ou nausées, sommeil perturbé... Et puis, il y a cette fameuse faim qui s'invite à toute heure, comme si l'estomac tentait de combler le vide laissé par la cigarette. Un ancien fumeur racontait avoir mangé des carottes pendant une semaine entière, juste pour avoir quelque chose à mâcher. Un autre, gardait toujours des chewing-gums dans ses poches. Pour moi, ça a été les chewing-gums sans sucre. J'en avais partout : Chez moi, dans le tiroir de mon bureau, dans la boite à gant de ma voiture... partout. Et puis, pour bien commencer mon combat physiques et émotionnels, je vous avoue que je me suis mis en congé pendant quelques jours. Et quand j'ai repris le boulot, j'avais déjà commencé mon sevrage, mon combat contre la cigarette, avec moins de manque. Chez moi j'avais heureusement compris, que tous ces désagréments physiques et émotionnelles, son passager et qu'ils s'estompent avec les jours, mais ils ne duraient pas. C'est pourquoi il est utile de s'y préparer mentalement et je me devais de commencer chez moi tranquillement et avoir toutes les chances de mon côté contre cette ennemie du quotidien. Se rappeler que ces sensations, aussi pénibles soient-elles sur le moment, sont normales et surtout temporaires, peut vraiment aider à tenir bon. Oui, n'ayez crainte... c'est passager. Tenez bon !

Certains trouvent du réconfort dans le sport, d'autres dans l'écriture, ou même dans un carnet où ils notent chaque jour sans cigarette. L'important, c'est de trouver ce qui fonctionne pour soi.

Après avoir dit stop à la cigarette, beaucoup découvrent que changer son mode de vie peut vraiment faire la différence. C'est un peu comme si le corps demandait un coup de pouce pour retrouver un équilibre.

Alors, pourquoi ne pas adopter une alimentation plus saine, même si cela peut sembler anodin, mais ça aide plus qu'on ne le croit. Certains racontent qu'ils ont redécouvert le goût des fraises ou du chocolat noir comme si c'était la première fois. Même manger des concombres crus, je m'en régalais. Sans parler du bénéfice que l'on a à manger des fruits, des légumes, des repas riches en bonnes choses, qui permet non seulement de stabiliser le taux de sucre dans le sang, mais aussi de calmer un peu ces envies de nicotine qui débarquent sans prévenir.

Et puis, bouger un peu tous les jours, même sans devenir un athlète, apporte aussi un vrai mieux-être. Une simple balade à pied, un peu de vélo, du yoga ou quelques étirements... ça suffit souvent à se faire du bien, car l'exercice libère des endorphines, ces fameuses hormones du bien-être. Une personne m'a un jour confié qu'elle avait commencé à courir juste pour « Fuir l'envie de fumer. » Et aujourd'hui, elle court toujours, mais pour le plaisir.

Il y a aussi le sommeil, qui, lui aussi, joue un rôle énorme. Lorsqu'on dort mal, tout devient plus compliqué, dans l'humeur, la motivation, la patience... Ça devient compliquer quand on n'a pas assez dormi, car dormir suffisamment permet au corps de récupérer, de mieux gérer le stress, et d'apaiser l'irritabilité qui accompagne parfois les premiers jours sans cigarette. Un ancien fumeur m'a dit qu'il se couchait plus tôt les premières semaines, « Juste pour éviter les tentations du soir. » Et ça a marché.

Pour moi, parfois en rêve, je me surprenais la clope au bec, mais à mon réveil, j'étais soulagé que ce n'était qu'un rêve. Quelques années après, même en rêve, la clope n'y était plus.

Enfin, boire de l'eau. Ça paraît simple, mais c'est souvent oublié. Une bonne hydratation aide le corps à éliminer les toxines et peut même réduire les fringales de nicotine. Essayez donc, sur plusieurs jours, vous verrez. Certains gardent une petite bouteille d'eau, toujours à portée de main, d'autres remplacent leur pause-cigarette par une pause thé. Ce sont de petits gestes, mais ils comptent beaucoup, les impliquer petit à petit pour faire comprendre à notre cerveau, de les inclure dans nos habitudes.

Au-delà des effets physiques, arrêter de fumer, c'est aussi un véritable ascenseur émotionnel. Beaucoup de gens ne s'attendent pas à ce que les émotions prennent autant de place, et pourtant. Pour beaucoup, la cigarette servait de béquille face au stress, à l'anxiété, à la tristesse. Elle était là dans les coups durs, comme un vieux réflexe de consolation. Alors forcément, quand on s'en passe, le vide peut sembler brutal.

On se sent parfois à fleur de peau. L'irritabilité peut surgir pour un rien, l'anxiété s'invite sans prévenir, on peut même avoir un coup de blues sans trop savoir pourquoi. Un ancien fumeur me racontait qu'il s'était surpris à pleurer devant une vieille pub télé. « Oh... quelle douleur il a dû ressentir ! » « On ne le souhaite à personne. » Une autre disait qu'elle avait passé une semaine à râler pour tout et rien... Mais tous les deux ont tenu bon, et surtout, ils se sont sentis plus légers une fois ce cap franchi.

Pour traverser cette période un peu chaotique, il est important de trouver d'autres manières d'apaiser ses émotions. Beaucoup trouvent un vrai réconfort dans la relaxation ou la méditation. Pas besoin d'être un expert, mais s'asseoir cinq minutes, fermer les yeux, respirer profondément. L'un m'a confié qu'il écoutait des sons de pluie ou de forêt sur son téléphone dès qu'il sentait le stress monter. Une autre avait commencé à dessiner juste pour « occuper ses mains et son esprit », et c'est devenu sa nouvelle passion. Moi, j'ai regardé des séries et films qui par moment me faisaient rire... ça m'a fait du bien. Pour les films, ils m'arrivaient de regarder un film en plusieurs parties, sur la semaine. Pas grave, je reprenais le film où je l'avais laissé, quand mes émotions semblaient prendre le dessus. L'idée, c'était de penser à autres choses que la cigarette.

Ces petites bulles de tranquillité, permettent de souffler, de se reconnecter à soi. Elles aident à remettre les choses en perspective et à ne pas laisser une émotion passagère prendre toute la place. Et au fil du temps, on réalise qu'on peut faire face aux tempêtes sans cette vieille béquille qu'était la cigarette.

Et puis, il ne faut pas sous-estimer la force que peut avoir une simple conversation, comme parler, qui peut vraiment faire un bien fou. Que ce soit avec un ami qui écoute sans juger, un membre de la famille qui nous connaît par cœur ou même un professionnel de santé qui comprend les mécanismes du sevrage, mettre des mots sur ce qu'on ressent, ça allège. Moi, au tout début, j'appelais ma sœur le soir après le dîner, juste pour éviter la cigarette « d'après-repas. » Au début, c'était juste pour me distraire. Mais au fil des jours, nos échanges étaient devenus un vrai moment de complicité.

Exprimer ce qu'on a sur le cœur permet aussi d'ouvrir la porte à un soutien qu'on n'imaginait pas forcément. Parfois, on découvre que d'autres autour de nous sont passés par là, ou qu'ils ont eux aussi envie de changer. On se sent moins seul, et ça redonne de l'élan.

Un autre outil précieux dans cette démarche, c'est de se fixer des objectifs simples, mais clairs. Pas besoin de viser la lune, mais on commence par un jour sans fumer, puis une semaine, puis un mois... Une personne m'a dit qu'elle mettait une petite étoile sur son calendrier chaque jour sans cigarette, comme quand elle était enfant. Et ces étoiles sont vite devenues une fierté, presque une collection. Moi, je cochais une case d'un jour sans clope, sur mon grand calendrier accroché sur le mur de ma cuisine. Mis bout à bout, je me rendais compte tous mes jours sans cigarette, comme si j'étais parti en vacances, sans elle et j'en étais fier.

En fin de compte, gérer les hauts et les bas de l'arrêt du tabac, c'est un mélange d'écoute de soi, de patience et de soutien. Il faut s'y préparer, s'entourer, et accepter que certaines journées soient plus dures que d'autres. Mais chaque moment passé sans cigarette est un pas vers une vie plus légère, plus saine, et souvent plus heureuse. Et ça, ça en vaut vraiment la peine.

Un voyage pour la santé et le bien-être

Arrêter de fumer, c'est choisir de s'aimer,
une aventure vers plus de clarté, de liberté.
Un chemin parfois, semé d'embûches et de doutes,
où chaque pas compte, chaque effort nous redoute.

Il y a les coups de fatigue, les vertiges imprévus,
le sommeil qui danse, les envies malvenues.
Mais, tempêtes passent, comme les nuages légers,
et peu à peu, le ciel redevient apaisé.

On commence par se préparer, sans pression,
en remplissant son assiette de couleurs et de saison.
Alors, on bouge, on respire, on marche sous la lune,
le cœur retrouve un rythme, avec plus d'opportune.

Boire de l'eau, souvent, comme pour se laver l'âme,
écouter le silence, se reconnecter au calme.
Un moment de pause, yeux fermés, le souffle lent,
et la paix revient, doucement, comme un vent.

On parle, on partage, on tend la main sans honte,
à un ami, à un frère, à celle ou celui qui compte.
Et ce lien, même discret, fait tomber les murailles,
comme une lumière douce au milieu de la bataille.

Fixer un but simple, avancer sans se hâter,
un jour sans fumer, puis deux, puis une liberté.
Car derrière chaque effort, il y a un souffle nouveau,
une vie plus légère, et le courage en cadeau.

Éliminer les tentations

Arrêter de fumer, qu'on se le dise... c'est un vrai défi, parfois quotidien, pour celles et ceux qui veulent vivre mieux et respirer plus librement. Il y a toujours quelque chose qui pousse à rallumer une cigarette, comme une journée stressante au travail, une dispute, ou même un simple moment de vide dans l'après-midi. On connaît tous cette petite voix qui dit : « Juste une, ça ne compte pas vraiment... »

Beaucoup racontent par exemple que leur envie de fumer revient comme une vieille habitude en buvant un café ou en attendant le bus. Un geste automatique, presque rassurant. Et pourtant, chaque fois qu'on réussit à dire non, c'est une vraie victoire. Ce sont des petits pas qui, mis bout à bout, finissent par faire un sacré chemin.

Bien sûr, comprendre ce qui nous pousse à fumer est essentiel pour comprendre ces réflexes, de routines qu'on a installées sans s'en rendre compte. Certains disent qu'ils fumaient surtout pour « faire une pause », pour s'isoler un moment. Alors, repenser ces habitudes, en trouver d'autres plus saines, c'est une manière de reprendre le contrôle.

Alors oui, il y aura des moments de doute. Mais il y aura aussi des matins où l'on se réveille plus léger, des escaliers qu'on monte sans être essoufflé, ou encore ce jour où l'on se rend compte qu'on n'a même pas pensé à fumer. Et là, on comprend qu'on avance vraiment. C'est ce qui me faisait du bien, moi... me dire

« Tiens, tiens, je n'en ai même pas allumé une de la matinée. »

C'est pour ça qu'il est important de mettre en place des petites habitudes et stratégies qui nous aident vraiment à tenir le cap. Un des premiers gestes, souvent symbolique mais très fort, c'est de faire le ménage autour de soi, comme jeter les cigarettes qui traînent, se débarrasser des briquets, planquer les cendriers. Certains racontent qu'ils ont même lavé à fond leur voiture ou changé les rideaux chez eux, juste pour ne plus avoir cette odeur qui leur rappelait trop la cigarette. Ah s'il vous plaît, pour ceux qui montaient dans ma voiture... je leur disait que même fenêtre ouverte de ne pas fumer. Respect please ! Ça me fait du bien... à vous aussi.

Bref... ce genre de « nettoyage à faire autour de soi » aide à créer un environnement plus neutre, où les tentations visuelles ou olfactives sont moins présentes. C'est un peu comme tourner une page, et ça compte plus qu'on ne le pense.

En parallèle, il faut aussi apprendre à se protéger des situations à risque. Par exemple, si on sait qu'un apéro avec certains amis finit toujours en fumée, mieux vaut parfois décliner ou proposer autre chose, ailleurs. Une personne m'a raconté qu'elle avait commencé à inviter ses amis à marcher après le travail, plutôt que de rester devant le bar du coin à fumer. Elle n'a pas seulement évité la cigarette, elle a aussi créé une nouvelle routine, plus saine, et ses amis l'ont même suivie dans ce changement.

Ce n'est pas toujours évident de s'éloigner de certains lieux ou habitudes, mais c'est souvent là qu'on gagne le plus de terrain. En s'évitant ces pièges, on se donne une vraie chance de rester sur la bonne voie.

C'est important de ne jamais perdre de vue tout ce qu'on gagne en arrêtant de fumer. Et le plus motivant, c'est que certains bénéfices se font sentir très vite. Ô oui... croyez-en mon expérience. On respire mieux, on retrouve le goût et l'odorat, la peau devient plus lumineuse, les dents aussi parfois. Il y a même des gens qui disent qu'après quelques jours, ils se réveillent avec plus d'énergie, un sommeil plus profond, et moins cette sensation de lourdeur au réveil. C'est vrai !

Et puis il y a tous les bénéfices qu'on ne voit pas tout de suite, mais qui comptent énormément. Moins de risques de maladies graves comme les cancers ou les soucis cardiaques, ça donne un vrai coup de boost à l'idée de continuer. Et oui, comme pouvoir jouer plus longtemps avec ses enfants, partir en rando sans être à bout de souffle, se projeter dans l'avenir avec un corps qu'on aide à aller mieux.

Mais ce qu'on oublie parfois, c'est à quel point arrêter de fumer fait aussi du bien au moral. On se sent plus libre, plus fier, et ça renforce la confiance en soi. Beaucoup disent qu'ils redécouvrent des petits plaisirs simples dans le fait de boire un café sans cigarette mais sans manque, un trajet en voiture sans avoir besoin de s'arrêter, un moment calme sans besoin de s'échapper. Tout ça, ce sont des victoires concrètes qui changent vraiment la vie.

Ce qu'on ne dit pas toujours assez, c'est à quel point arrêter de fumer peut faire du bien à la tête, pas seulement aux poumons. Beaucoup de fumeurs racontent que, sans s'en rendre compte, la cigarette devenait une béquille face au stress, à l'angoisse ou même à des coups de blues. Mais en réalité, la nicotine joue un double jeu, car si elle apaise sur le moment par ses effets d'endorphine, mais surtout qu'elle entretient un fond d'anxiété constant. Quand on arrête, on peut enfin sortir de ce cercle. Certaines personnes disent qu'après quelques semaines sans tabac, elles se sentent plus calmes, plus stables, comme si un brouillard s'était levé.

Et puis, il y a cette fierté qui vient petit à petit. Tenir bon face à une addiction, ce n'est pas rien. C'est comme grimper une montagne qu'on croyait trop haute. Une femme me confiait un jour lors d'une randonnée, m'a confié un jour : « J'ai arrêté de fumer et pour la première fois depuis longtemps, je me suis sentie capable de faire d'autres changements dans ma vie. » Ce genre de victoire a un effet domino. On reprend confiance en soi, on se sent plus fort.

Mais ce n'est pas tout. Dire adieu à la cigarette, c'est aussi retrouver une vraie liberté. Finies les sorties précipitées au bureau tabac du coin parce qu'on n'a plus de clopes, ou les pauses imposées en plein film, en plein repas, ou même sous la pluie. Une personne m'a dit en riant : « J'ai réalisé que j'avais passé des années à organiser ma vie autour de la cigarette. Maintenant, je fais ce que je veux, quand je veux. »

Et il y a les petits bonus, comme les économies à la fin du mois qui s'accumulent sans qu'on s'en rende compte, l'énergie qu'on retrouve, les trajets sans avoir à repérer le prochain endroit pour fumer. Tous ces moments, qui paraissaient banals, prennent une saveur nouvelle.

Se rappeler tout ce qu'on gagne en arrêtant de fumer, c'est un vrai moteur pour tenir bon. Quand l'envie revient, penser à son souffle retrouvé, à cette sensation de légèreté au réveil, ou au plaisir de ne plus sentir la fumée sur ses vêtements, ça peut faire toute la différence. Un jour, quelqu'un m'a confié qu'il gardait dans son portefeuille une petite liste des raisons pour lesquelles il avait arrêté, comme courir après ses enfants sans être essoufflé, ne plus dépenser une fortune chaque mois, et se réveiller le matin avec fierté plutôt que frustration. C'était son petit texto à lui qu'il gardait près de lui. Ce genre de rappel concret, ça donne un coup de boost dans les moments de faiblesse.

Choisir d'arrêter, c'est un vrai cadeau qu'on se fait à soi-même. C'est comme se dire : « Je mérite mieux. » Et c'est vrai, on mérite de vivre plus libre, plus serein, en meilleure santé.

Mais, je ne le dirais jamais assez, car on n'est pas obligé de traverser ce chemin tout seul. Le soutien des proches peut faire une énorme différence. Il y a cette femme qui racontait comment son fils, chaque jour, lui envoyait un petit message pour lui dire « bravo maman, un jour de plus. » D'autres ont demandé à leurs amis de ne pas fumer en leur présence pendant les premières semaines, ou ont trouvé un collègue qui, lui aussi, voulait arrêter, et ils se sont soutenus mutuellement.

Même un simple « je suis fier de toi » au bon moment peut aider à ne pas craquer. Être entouré de gens qui comprennent et encouragent, ça crée une force collective, un filet de sécurité dans les moments où la tentation est forte.

Enfin, une des clés pour réussir à rester sans tabac, c'est de remplacer les vieux réflexes par de nouvelles habitudes qui nous nourrissent vraiment. Beaucoup trouvent que se mettre au sport, même simplement une petite marche tous les jours, fait des merveilles. Un ami m'a raconté qu'il avait commencé à courir le matin, d'abord à petite vitesse, juste pour sortir de chez lui, et il a vite ressenti une différence dans son énergie. Il a aussi commencé à méditer après chaque course, ce qui l'a aidé à gérer le stress, là où avant il aurait simplement allumé une cigarette. D'autres se tournent vers des activités créatives, comme la peinture, la cuisine ou même la danse, pour occuper leurs mains et leur esprit.

Ces nouvelles passions, qu'elles soient physiques ou créatives, ne remplacent pas seulement la cigarette, elles apportent aussi une vraie satisfaction, un sentiment de fierté.

Et oui, et créer un environnement qui soutient notre décision de vivre sans tabac va bien au-delà de l'élimination des cigarettes. Il s'agit aussi de s'entourer de bonnes stratégies, de chercher du soutien et de se donner des moyens pratiques de réussir. C'est un peu comme déménager dans une maison où chaque pièce est conçue pour nous faire sentir bien, avec des amis qui nous encouragent, des moments de calme ou de joie partagés avec des proches, des projets qui nous enthousiasment.

C'est cette combinaison d'éléments, d'un environnement sain, en passant par des activités enrichissantes, et des personnes bienveillantes autour de soi, qui rend l'arrêt du tabac non seulement possible, mais aussi joyeux.

Au final, arrêter de fumer, c'est un engagement qui demande de la persévérance. Mais les récompenses sont tellement grandes. Vous vous sentez plus léger, plus libre, pour une victoire, vers un avenir plus sain, plus radieux.

Vaincre l'ombre de la cigarette

Dans un monde où la fumée nous suit,
les cigarettes, comme des ombres, sont ici.
Sur le chemin de la santé, le voyage est ardu,
parfois lourd, parfois incertain, mais on continue.

On garde l'espoir, avec le cœur vaillant,
même quand la fumée s'étend doucement.
Et si le stress s'invite, dans la routine qui pèse,
alors on avance quand même, malgré le malaise.

Car, pas à pas, même si tout semble lourd,
on cherche dans la lumière, un peu d'amour.
Dans les jours compliqués, qui ne font pas lois,
on tient bon, on lâche pas, on est là... tu vois.

À travers la brume épaisse de la nicotine,
on voit enfin l'éclat, la lumière qui nous anime.
Car, chaque fois qu'on dit non à la tentation,
c'est une victoire, une belle affirmation.

Mais, pour se libérer, il faut savoir comprendre,
briser ses chaînes que la cigarette nous fait prendre.
On dit adieu aux briquets, aux cendriers,
ces vestiges du passé qu'on va effacer.

Alors, on évite les lieux où la fumée s'élance,
on trace un nouveau chemin, loin de cette trance.
Pour arrêter de fumer et se redonner vie,
on respire profondément, l'esprit léger, épanoui.

Car, avec confiance, on affronte chaque défi,
à notre propre rythme, loin des faux replis.

Soutenus par ceux qui nous tiennent la main,
on affronte les ombres, on se sent plus sereins.

Alors, de nouvelles habitudes fleurissent sans fin,
les anciennes s'éloignent, comme un lointain matin.
L'exercice, les soins, et les passions retrouvées,
nous offrent une vie riche, remplie de clarté.

Car, avec stratégie, soutien, et volonté sincère,
on laisse le tabac sans un regard en arrière.
Les regrets s'effacent, la fierté prend place,
on retrouve enfin le goût, l'énergie qu'on embrasse.

Et puis... loin de la fumée, avec un horizon lumineux,
où santé et joie fusionnent, merveilleux.
L'ombre du tabac n'est plus qu'une vieille peur,
à sa place... on respire la liberté, avec ardeur.

Quand on se lance dans la bataille pour se libérer de la cigarette, l'engagement de nos proches est préférable. Pourquoi ? Arrêter de fumer, c'est un défi de taille, une montagne à gravir avec des moments de doute, des tentations qui surgissent à tout instant. Alors qu'avoir ses proches à ses côtés, c'est un vrai trésor. Un peu comme un coach qui nous encourage sur chaque étape du chemin, dans lequel leur soutien fait toute la différence.

Je me souviens d'une amie qui, après plusieurs tentatives pour arrêter, avec un jour oui... un jour non... selon son humeur... a finalement réussi grâce à son mari. Il ne cessait de lui dire : « Tu peux le faire, tu es plus forte que ça. » Il n'était pas là pour juger, mais pour lui offrir une oreille attentive et lui rappeler chaque jour que chaque minute sans cigarette était une victoire. Et quand les moments de faiblesse arrivaient, comme une tempête qui menacerait de tout emporter, il lui apportait un chocolat ou lui proposait de sortir se balader, pour détourner son esprit de l'envie de fumer. Tous les deux, ils se baladaient, il se parlaient.

Parfois, pas juste des mots, mais aussi des gestes, comme un ami qui propose un jogging ensemble pour oublier la tension, ou une sœur qui se fait un point d'honneur de passer des soirées sans tabac, même quand elle savait que la tentation serait forte. Ces petites attentions, ces petites victoires partagées, c'est ce qui rend le chemin plus facile à parcourir, car c'est un combat constant contre une habitude bien ancrée, une sorte de partenaire invisible qui nous pousse à craquer à chaque coin de rue.

Mais quand on a des alliés, ces « combattants » du quotidien qui sont là pour nous épauler, chaque jour devient plus léger. Parfois, il suffit de recevoir un message simple de son frère comme : « T'as tenu, bravo ! » pour faire toute la différence et se dire : « Oui, j'ai tenu, et je peux continuer. »

Dans cette lutte contre la nicotine, les encouragements des proches sont comme une bouée de sauvetage. Ils nous rappellent que, même dans les moments où l'on se sent vulnérable, on n'est jamais seul. Et ça, c'est ce qui transforme une épreuve solitaire en un véritable parcours de réussite.

Et oui, le soutien des proches, c'est bien plus qu'un simple « je suis là. » mais plutôt avec un regard rassurant, une main tendue au moment où l'on en a le plus besoin. Je me souviens de cet ami qui parfois on faisait un petit bout de chemin pour aller au boulot, voyant que je peinais à arrêter de fumer, a eu une idée assez simple mais ô combien efficace en me disant : « Pourquoi ne pas aller faire une balade à vélo ? » Il avait remarqué que chaque fois que l'envie de fumer me gagnait, il pouvait l'atténuer en me proposant une distraction saine. Au début, je me suis dit que ce n'était pas la solution miracle, mais à chaque sortie, je sentais un poids se lever. Un peu de vent frais et quelques kilomètres plus loin, alors, l'envie de fumer était presque partie. Et plus je pédalais, plus l'envie s'en allé.

Parfois, nos proches perçoivent des dangers que nous ne voyons même pas. Je me rappelle d'une fête où tout le monde fumait, et j'étais sur le point de céder à la tentation. Ma sœur, observant mon malaise, m'a simplement dit : « Et si on allait boire un café dehors, rien que tous les deux ? » Son idée a été comme une bouée de sauvetage. Alors, loin de la foule, nous avons parlé, ri et, surtout, je n'ai pas cédé à la pression. Ces petits gestes, ces petites idées qui semblent anodines, sont des boucliers invisibles contre les anciens réflexes qui veulent refaire surface.

Et oui, tous ces soutiens, s'expriment aussi dans les conversations sincères, dans cette écoute pleine de bienveillance. Comme un soir où j'étais au bord de la rechute, je me suis tourné vers ma sœur, avec un message simple mais lourd de sens : « Je crois que je vais craquer. « Elle m'a répondu : « Souviens-toi de tout ce que tu as déjà accompli. Tu es plus fort que cette cigarette. » Ces quelques mots m'ont redonné de l'énergie, dans l'envie de me relever encore une fois.

Mais au-delà de tout cela, ce sont les petites attentions régulières qui m'ont permis de rester sur le chemin. J'ai pris la décision d'arrêter devant ma famille, mes amis, et ça m'a mis dans une situation où je ne pouvais pas faire marche arrière. Chaque encouragement, chaque sourire, chaque « Tu vas y arriver » m'a aidé à franchir un cap de plus. Et me voilà sur le chemin de la libération du tabac. En sachant que mes proches étaient là, je ne voulais pas les décevoir. J'étais conscient qu'ils croyaient en moi, et cela me donnait la force de continuer.

Ils ont été ma fondation, car dans les moments où la tentation était la plus forte, je me souvenais qu'ils étaient là, à chaque pas, pour me rappeler que je n'étais pas seul. C'était devenu notre combat, et chaque victoire était partagée.

Aujourd'hui, je sais que, grâce à eux, j'ai pu tourner la page. Leur présence m'a permis de croire que la liberté était possible, que j'étais capable de vivre sans cette addiction. Et à chaque étape de mon parcours, j'ai vu qu'il y avait toujours quelqu'un pour me soutenir. C'est dans ces moments-là que l'on réalise à quel point l'amour et l'amitié sont puissants, capables de nous pousser à avancer, même lorsque l'on pense que c'est impossible. Car, l'ennemie est là à guetter, mais ensemble, on a pu la vaincre.

Dans le même temps, partager notre parcours vers l'arrêt du tabac avec nos proches va bien au-delà de recevoir un simple soutien, car c'est aussi l'occasion de tisser des liens encore plus forts. Je me souviens de ces moments où, après avoir résisté à une tentation ou franchi une étape difficile, je pouvais enfin appeler ma sœur, pour lui annoncer que j'avais tenu bon.

Il n'était pas rare qu'elle réponde avec une petite phrase du genre : « C'est génial ! Tu vois, tu peux le faire ! » Ces simples mots, accompagnés de rires ou d'une conversation légère, m'ont permis de ressentir que ce n'était pas seulement ma victoire, mais aussi la sienne. À travers ce partage, les conversations devenaient plus sincères, les silences moins lourds. On se comprenait mieux, et chaque petite victoire était célébrée ensemble.

Ce parcours d'arrêt du tabac est un vrai terrain de solidarité. Le fait de se retrouver avec ses proches pour discuter des moments où la tentation est la plus forte nous aide à nous sentir moins seuls. Comme cette fois-ci où un ami, un jour, m'a même partagé son propre parcours de lutte contre ses habitudes, et nos échanges m'ont permis de réaliser que tout le monde a ses propres défis.

En fin de compte, l'implication des amis et de la famille dans ce voyage vers l'arrêt du tabac devient un pilier essentiel. Je me rappelle qu'à chaque petite victoire, je pouvais regarder ma famille et mes amis, avec un sourire, sachant que leur encouragement m'avait donné la force de tenir bon. Leur présence, leurs petites attentions, leur façon de célébrer chaque étape avec moi ont rendu chaque succès encore plus précieux. Ces liens renforcés, sont des fondations solides pour une vie plus saine et épanouie. Parce qu'au final, ce soutien fait plus que nous aider à arrêter de fumer, mais il nous rappelle aussi à chaque instant que nous avons les ressources, les gens et l'amour nécessaires pour aller plus loin, ensemble, vers l'arrêt totale du tabac.

Ensemble, dans l'étreinte
tournons-lui le dos, à cette ennemie séculaire.
Cette cigarette, funeste compagne du temps,
doit fuir loin de nous, dans l'oubli éclatant.

Ensemble, dans un murmure d'acier et de flamme,
nous conjurons son règne, pour qu'elle s'exclame :
« Ici, je ne suis plus la bienvenue, je ne suis rien,
je m'éclipse, vaincue, dans l'oubli des humains. »

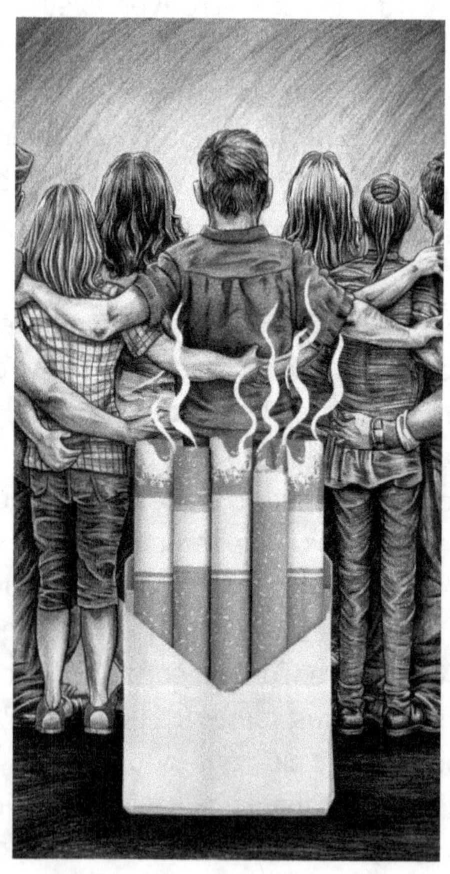

Identifier les signaux d'alarme

Reconnaître les signaux d'alarme, ces petits indices qui nous rappellent le désir de reprendre une cigarette, c'est un peu comme apprendre à lire entre les lignes de nos habitudes. Je me souviens d'un moment où, après quelques semaines sans fumer, je me suis retrouvé dans un café, en pleine conversation avec des amis, quand une bouffée de fumée est passée sous mon nez. Aï ! En un instant, mon esprit a été envahi par une vieille envie, presque instinctive. Le simple fait de voir quelqu'un allumer une cigarette a réveillé en moi une pulsion que je croyais oubliée. Ce genre de moment, bien que court, est un signal fort. Je n'avais pas prévu que l'odeur de la fumée puisse encore avoir un tel pouvoir sur moi, mais cela m'a rappelé à quel point il est essentiel de rester vigilant et d'être conscient de ces déclencheurs.

Ces signaux peuvent aussi surgir dans des situations plus subtiles. Tenez, un peu comme l'autre jour, où je me suis retrouvé dans une discussion stressante au travail. Et au travail... du stress y'en a ! La tension montait, mes épaules se raidissaient, et mon esprit se tournait vers cette vieille compagne de réconfort : la cigarette. C'était comme si l'anxiété venait de me pousser vers ce geste familier. Mais au lieu de céder, j'ai pris un instant pour respirer profondément et me rappeler que cette solution rapide ne résolvait rien. Ce moment d'arrêt, de réflexion, a été essentiel pour m'aider à changer ma réponse à la pression, et au lieu de fumer, j'ai opté pour une pause-café, un verre d'eau et hop... une petite marche.

Il y a aussi les habitudes quotidiennes, ces petites routines qui, avant, étaient intimement liées à la cigarette. Je me souviens de mes pauses après le déjeuner, où, au lieu de savourer simplement mon repas, j'avais toujours cette envie irrésistible d'aller dehors, allumer une cigarette et profiter de ce moment de détente. Qui n'a pas connu ça ! Alors, reconnaître ces habitudes comme des « signaux » a été un vrai défi. Mais au fil du temps, j'ai appris à les remplacer par des gestes plus sains, comme prendre quelques minutes pour respirer profondément, sortir prendre l'air sans cigarette, ou même m'installer avec un thé. L'idée c'était de cassé ces habitudes qui menaient tout droit à la cigarette. Ces petites adaptations, m'ont permis de réécrire mes moments de détente, de retrouver ce confort sans fumer. De dire à mon cerveau que désormais ça sera comme ça et pas autrement et surtout sans cigarette.

Les signaux internes, comme le stress ou la tristesse, sont sûrement les plus puissants. À un moment de ma démarche, après une journée particulièrement éprouvante, j'ai ressenti ce vieux réflexe de vouloir m'offrir une « récompense » sous forme de cigarette. Mais au lieu de céder, j'ai pris le temps de m'interroger : « Pourquoi ai-je ce besoin ? Que me manque-t-il vraiment ? » Et c'est là que l'écoute de soi est essentielle. Oui, parler avec soi-même. C'est un processus constant d'apprentissage, de réévaluation de ce que l'on ressent. Quand on commence à identifier ces moments, à comprendre qu'ils sont souvent temporaires, et que la cigarette ne les résout pas, on trouve des alternatives qui nourrissent vraiment notre bien-être.

Tout cela, bien que parfois difficile, devient une véritable prise de pouvoir. Reconnaître ces signaux est un premier pas vers la gestion de notre dépendance, pour ne pas tomber tête baissée dans son piège. À chaque fois que je parvenais à repousser cette tentation, je me sentais plus fort, plus maître de moi-même. Et au final, ces petites victoires, quotidiennes, accumulées, deviennent des remparts contre l'envie de fumer. En prenant conscience de ces déclencheurs, on trouve des moyens plus sains d'y répondre, et chaque jour devient un pas de plus vers une vie sans tabac.

Surtout que les émotions fortes, qu'elles soient joyeuses ou un peu plus difficiles à vivre, ont une façon bien à elles de réveiller ce vieux désir de fumer. C'est fou comme une fête entre amis peut soudainement vous donner l'impression que la seule chose qui manque à la soirée, c'est une cigarette. Je me souviens d'une fois, lors d'un anniversaire, où tout le monde était en train de trinquer et de rigoler, et moi, je me sentais un peu à l'écart, en train de penser à cette fameuse cigarette qui me semblait indispensable pour « compléter le tableau. » J'avais même envisagé de sortir pour en griller une, histoire de me sentir « dans le coup. » Puis, tout à coup, une amie m'a lancé : « Eh, tu ne veux pas faire une photo avec moi pour marquer l'instant, sans la cigarette cette fois ? » Et là, j'ai compris que : la cigarette n'était qu'un accessoire qui m'empêchait de profiter vraiment de l'instant. Alors, au lieu de fumer, j'ai accepté l'idée de la photo, et j'ai passé le reste de la soirée à rire sans avoir besoin de « compléter » ma fête par la fumée. Ça a été mes toute premières photos où j'apparaissais sans la cigarette.

C'est aussi un peu pareil avec le stress. Ah, le stress, ce vieil ami ! Je ne sais pas pour vous, mais à chaque fois que je me retrouvais sous pression, la cigarette me paraissait la seule solution rapide pour « calmer les choses. » Il y a eu cette fois, lors d'une grosse présentation au travail, où je me sentais comme un ballon prêt à exploser. J'étais en train de relater le BIP d'une nation et présenter des leviers de progrès pour maintenir à moindre coût l'économie d'un pays. Mes mains tremblaient et ma tête tournait, et qu'est-ce que j'ai fait ? Alors, j'ai suggéré une pause. Je voulais juste sortir fumer une clope pour me détendre. Mais voilà, que je me suis retrouvé dehors, à regarder cette cigarette, et puis soudain, j'ai eu un éclair de lucidité : « Est-ce que c'est vraiment ça qui va m'aider ? » Je l'ai écrasée sur le trottoir (parce que je suis une personne déterminée, quand même !) et j'ai pris une grande inspiration, en me disant que c'était mieux de respirer profondément que de fumer.

Mais bon, dans ce genre de situation, il y a des jours où tout ne va pas aussi facilement. Parfois, le simple fait de reconnaître que l'on est sur le point de céder à l'envie de fumer est déjà une victoire. C'est pour cela que j'ai commencé à tenir un journal. Je n'étais pas vraiment sûr que ça allait marcher, mais, croyez-moi, ça a été plus utile que je ne l'aurais imaginé. L'idée, c'était de noter mes émotions et les situations où l'envie de fumer se manifestait le plus. Au début, je croyais que j'allais juste me retrouver à griffonner des pages de désespoir, mais au contraire, ça m'a permis de prendre du recul et de comprendre les vrais déclencheurs. Par exemple, je me suis rendu compte que beaucoup de mes envies surgissaient après de petites contrariétés, comme un appel de travail stressant ou un malentendu avec un ami. Et bizarrement, le simple fait de prendre un moment pour écrire et réfléchir à ce que je ressentais me permettait de me détacher de l'envie de fumer. Il fallait juste un petit déclic, une nouvelle perspective.

Le soutien social a été une autre clé essentielle. L'échange avec des amis, des proches ou même des collègues qui comprenaient ma démarche a été plus qu'important. Parfois, un simple message de mon meilleur ami qui disait : « Tu gères super bien, continue comme ça ! » me suffisait pour ne pas craquer. Et il y a aussi eu ce moment où, après avoir eu une journée particulièrement rude, j'ai envoyé un message à ma sœur, qui, elle, ne fumait plus. Elle m'a répondu par un simple « Respire, et pense à tout ce que tu as déjà accompli. Ça va passer. » Ce petit message, franchement, m'a donné un coup de boost incroyable.

En fin de compte, apprendre à reconnaître ces signaux d'alarme et savoir comment y répondre, c'est un peu comme apprendre à se connaître sous un jour nouveau. Ça demande du temps, de l'effort, mais aussi beaucoup de bienveillance envers soi-même. Il ne faut pas oublier que chaque petit pas compte. Parfois, c'est un faux pas, mais l'essentiel est de ne jamais baisser les bras. Avec de la patience, un peu d'humour et un soutien solide, on finit par surmonter ces moments difficiles et trouver notre propre chemin vers une vie sans tabac. Et croyez-moi, ça vaut vraiment le coup !

Vaincre l'appel de la cigarette

Des chuchotements d'alarme qui s'élèvent tout bas,
des signes discrets, mais qui ne nous laissent pas.
La danse de la cigarette, tentation séduisante,
mais la lumière de la compréhension, est apaisante.

Des effluves de tabac, des images passées,
réveillent des envies, parfois bien ancrées.
Quand le stress ou la tristesse viennent frapper,
la cigarette semble offrir un réconfort, apaisé.

Les petites habitudes, toutes bien rôdées,
ravivent des souvenirs qu'on croyait effacés.
Les émotions qui s'embrasent, les joies et les peines,
nourrissent ces désirs, dans ce jeu de chaînes.

Mais la conscience s'éveille, un phare bienveillant,
éclairant nos pas, même dans le tourment.
À travers les pages d'un carnet ou d'un mot doux,
le soutien des proches nous rend forts, très doux.

Car c'est dans ces signaux qu'on trouve la clé,
pour briser les chaînes, retrouver la liberté.
Avec sagesse et courage, rien ne peut nous arrêter,
la cigarette, on la laisse, et la vie on la fête !

Alors écoutez ces conseils, gardez-les en tête,
ne laissez pas la cigarette prendre la fête.
À chaque instant, avançons sans hésiter,
libres, forts, sans fumée, prêts à respirer.

Renoncer à la cigarette, c'est un peu comme tenter de quitter une vieille relation qui nous colle à la peau. Ce n'est pas simple, et même si on veut en finir, il y a toujours ce petit lien qui semble résister. Je me souviens de ma première tentative d'arrêt, où chaque pause-café me faisait plonger dans cette vieille habitude. Comme ce matin-là, où je me suis retrouvé à regarder le voisin fumer sur son balcon, et j'ai ressenti cette tentation de me joindre à lui, comme une vieille chanson qu'on ne peut s'empêcher de fredonner, dès qu'on entend quelqu'un la chanter. Mais, à ce moment précis, j'ai eu une révélation, dans le fait qu'il fallait que je comprenne ce qui me poussait à revenir à cette vieille routine.

Reconnaître les déclencheurs a été une étape essentielle. C'était le stress, ces moments où j'étais pris dans un tourbillon de travail, où une pause cigarette semblait être la seule échappatoire. Et puis, il y avait ces moments sociaux, où tout le monde se retrouvait autour d'un café et d'une cigarette. C'est dans ces instants que je me suis dit : « Et si je pouvais remplacer ce geste par autre chose ? » Au début, je n'étais pas sûr, mais à force d'essayer, j'ai trouvé des petits rituels qui ont fait la différence. Marcher un peu, grignoter des fruits ou même mâcher du chewing-gum sans sucre, ont été mes premiers alliés. Au bout de quelques semaines, je me suis surpris à apprécier mes petites pauses sans avoir besoin de la cigarette.

Mais l'un des plus grands changements est venu de mon réseau de soutien. Quand j'ai partagé mon projet avec mes proches, ils sont devenus mes héros, surtout ma sœur, une ancienne fumeuse. Je me souviens de ce soir où, après une journée particulièrement stressante, je lui ai envoyé un message qui disait : « Je craque, j'ai envie d'une cigarette. » « Elle est encore là cette folle qui tournoie autour de moi et qui veut que je la fume. » Alors, elle m'a répondu : « Tu te souviens de la première fois où tu as arrêté ? T'as traversé pire, et tu peux le refaire ! » Ces mots ont eu un impact incroyable. Parfois, c'est tout ce qu'il nous faut dans le fait d'avoir quelqu'un qui croit en nous, même quand on doute. Résultat... Ce soir-là, la folle, cette cigarette, a fini par quitter les lieux. Ouf ! Bon débarrât !

D'ailleurs, c'est drôle comme le soutien social a cette capacité à nous surprendre. Une autre fois, une connaissance, m'a proposé de faire du yoga ensemble, pour décompresser. Je pensais que c'était une façon de perdre du temps, mais en réalité, ça m'a permis de lâcher prise d'une manière que je n'avais jamais expérimentée. J'ai trouvé une forme de relaxation bien plus efficace que de simplement fumer pour « décompresser. »

Il y a aussi ces petites techniques qui m'ont sauvé, comme apprendre à respirer profondément, faire une pause de 5 minutes pour me recentrer avant de répondre à une situation stressante, a changé ma manière de réagir aux moments de tension. Respirer profondément, comme une sorte de « reset » mental, m'a permis de remettre les choses à leur place, sans avoir recours à la cigarette.

L'arrêt du tabac, c'est une aventure, et comme toute aventure, on apprend beaucoup sur soi-même. Au début, c'est difficile, mais chaque petit geste compte. Que ce soit trouver des activités qui remplacent le geste de fumer, se créer un réseau solide de soutien, ou simplement apprendre à respirer, ce sont ces petites victoires qui nous guident vers une vie sans tabac. Ce n'est pas toujours linéaire, et parfois, il y a des rechutes, mais chaque pas en avant, aussi petit soit-il, est une victoire. Et au final, ce sont ces victoires qui nous montrent que l'on peut être plus fort que la cigarette.

Quand on décide d'arrêter de fumer, il y a ces moments où la tentation peut surgir comme un vieux fantôme, bien plus fort que ce qu'on imaginait. Je me rappelle d'un dimanche après-midi, où j'étais en promenade. En chemin, j'ai rencontré un voisin de quartier fumeur, qui promenait son chien, en train d'allumer une cigarette en me disant : « Tu veux pas te joindre à moi ? C'est juste une. » À ce moment-là, j'ai dû faire un choix, et j'ai décidé de refuser poliment et poursuivi mon chemin. Ça n'a pas été facile, mais plus tard, j'ai compris que la tentation me guettait n'importe où, à n'importe quel moment et que sans réfléchir qu'il me fallait dire non tout de suite à la cigarette.

Il y a aussi cette idée de changer certaines habitudes, de réorganiser un peu sa routine. Par exemple, au lieu de boire mon café en terrasse, entouré de fumeurs, je me suis mis à prendre mes pauses dans des endroits plus neutres, comme un parc ou même juste un coin tranquille à la maison. Chaque petite adaptation devenait une manière de renforcer ma volonté.

Célébrer les progrès est tout aussi important. Je me souviens de la première fois où j'ai passé une semaine sans fumer, et je me suis dit : « C'est déjà un grand pas. » Au lieu de me dire : « ce n'est pas encore assez », je me suis offert une soirée rien qu'à moi, à regarder des films et à manger ma pizza préférée, la royale, mais sans viande. Ça ne semblait peut-être pas grand-chose, mais pour moi, c'était une manière de reconnaître ce que j'avais accompli.

C'est aussi important de choisir des récompenses qui nourrissent le bien-être, pas juste des plaisirs immédiats. Je me rappelle d'une fois où, après un mois sans tabac, je me suis offert un week-end à la campagne, loin de tout, juste pour me ressourcer. Ces moments m'ont permis de me reconnecter à la nature, de respirer profondément, et de sentir à quel point ma santé s'améliorait. Notre cerveau sait reconnaître et apprécié ses petites récompenses contre l'arrêt du tabac.

À chaque étape, c'est un peu comme si l'on bâtissait une nouvelle version de soi-même, plus forte et plus sereine. Offrir des récompenses comme une journée de randonnée ou une pause bien-être, c'est aussi se rappeler qu'on mérite de prendre soin de soi, qu'on mérite de célébrer nos victoires. Chaque petit pas vers une vie sans tabac mérite d'être reconnu, et c'est ce qui fait toute la différence sur le long terme. Ces moments de récompenses renforcent la détermination et nous rappellent qu'on est capable de réaliser ce qu'on a entrepris.

C'est drôle comme un simple moment de plaisir peut renforcer l'engagement dans une démarche sérieuse comme celle d'arrêter de fumer. Je me souviens d'une fois où, après plusieurs semaines sans tabac, j'ai décidé de célébrer en organisant une sortie à vélo avec quelques amis. Rien de bien extravagant, juste une balade dans la campagne avoisinante, mais le fait de pouvoir respirer profondément l'air frais, de sentir les rayons du soleil sur ma peau, et de me retrouver entouré de mes proches et amis, loin de toute tentation, m'a fait sentir à quel point j'étais sur la bonne voie. Après, nous avons tous partagé un pique-nique sur l'herbe, et c'était comme si chaque bouchée me nourrissait non seulement physiquement, mais aussi moralement. En rentrant chez moi ce soir-là, j'ai marqué ce moment sur mon calendrier, comme une petite victoire personnelle, et j'ai souri en pensant que « Aujourd'hui, j'ai fait quelque chose de bien pour moi. » Ce soir-là, je n'ai même pas pensé à regarder un film à la télévision pour me détendre, car... j'étais déjà détendu.

Il y a aussi les petites soirées simples, mais tellement agréables, qui ont leur rôle à jouer dans cette aventure. Une autre fois, lorsque le temps était maussade, j'ai organisé une soirée cinéma avec mes amis, histoire de me récompenser pour une autre semaine réussie sans fumer. Au programme : un bon film, des pop-corn, et une boisson pétillante. Ce petit rituel est devenu presque sacré. C'est fou comme ça a facilité la transition entre une vieille habitude et une nouvelle manière de vivre. Chaque bouchée de pop-corn, chaque éclat de rire partagé pendant le film, me rappelait à quel point la vie sans tabac pouvait être joyeuse, même dans sa simplicité. Et même si dans le film les acteurs, actrices fumaient... moi, je n'en avais pas envie du tout.

Ces moments ne sont pas là uniquement pour combler le vide, mais pour souligner que chaque étape mérite d'être célébrée, même les plus petites. C'est important de choisir des récompenses qui ne sont pas juste agréables sur le moment, mais qui renforcent la positivité envers notre démarche. Faire une activité qui nous fait plaisir, que ce soit une journée à la plage, une séance de méditation, ou même juste un bon repas au restaurant, nous aide à associer des sensations de bonheur à notre abstinence. On se rappelle alors que l'on mérite ces moments de joie, tout comme on mérite de se sentir bien dans sa peau, sans cette vieille habitude de fumer.

Et même après avoir fait des progrès, il faut savoir rester vigilant. Une soirée entre amis, un moment de stress au travail, ou même simplement une routine quotidienne, peuvent parfois être des déclencheurs.

Mais je me dis que chaque jour sans tabac est une victoire en soi. Et si jamais l'envie revenait, je savais que je pouvais toujours compter sur ces petits rituels de récompense, sur ce cercle de soutien autour de moi, et sur ma propre capacité à me rappeler ce que j'ai déjà accompli, accompagnaient de petites récompenses. Avec ces stratégies en tête, j'étais plus confiant dans ma démarche, et j'avançais, jour après jour, vers une vie sans tabac, plus sereine et épanouie.

Stratégies dévoilées

Pour ceux qui rêvent d'un souffle sans fumée,
voici des pistes pour ne pas rechuter.
Chaque jour, c'est un combat discret,
mais aussi un pas de plus vers la liberté.

Repérer les envies qui pointent le nez,
ces moments précis qui font vaciller.
Comme un café, un stress, un coup de mou,
et la vieille habitude revient d'un coup.

Alors on s'adapte, on change le décor,
on marche, on bouge, on mord dans du réconfort.
Un chewing-gum, une balade, une pause au soleil,
remplacent la clope, et ça fait des merveilles.

On s'entoure des nôtres, présents et sincères,
ces amis, cette sœur volontaire.
Ils tendent une main, un regard, une blague,
et soudain, le nuage s'éloigne, plus de bague.

Mais, quand le stress s'invite sans prévenir,
alors, on respire, on souffle, on laisse repartir.
Un instant pour soi, les épaules relâchées,
et la tentation perd un peu de son piqué.

On évite les lieux qui font flancher,
ce banc, ce bar, cette pause-café.
On réinvente nos petits rituels,
pour que la journée reste douce et belle.

Et surtout, on fête chaque petit succès,
même un mardi gris où on a dit non, tout net.

Une sortie, un film, un resto qui régale,
des sourires, un moment, loin de toute spirale.

Pas besoin de grandes récompenses dorées,
juste un clin d'œil au soi d'hier, motivé.
On se rappelle qu'on avance à notre rythme,
et que chaque victoire est un vrai hymne.

Même après des mois sans allumer,
reste l'idée qu'il ne faut jamais baisser.
Mais on est prêts, armés, debout,
parce qu'on sait tout ce qu'on vaut, surtout.

Et c'est comme ça qu'on trace notre chemin,
avec des hauts, des bas, mais la tête et les mains.
Vers une vie plus légère, plus vraie,
où respirer devient un vrai pied.

Les bienfaits pour la santé

Quand on décide, vraiment, de tourner le dos à la cigarette, c'est un peu comme si on ouvrait une fenêtre après une longue nuit, où l'air entre, frais, nouveau, et on respire enfin. Ce choix demande du courage, bien sûr, mais les bénéfices arrivent bien plus vite qu'on ne l'imagine.

Je me souviens du tout premier matin sans cigarette. Ce n'était pas forcément évident, mais il y avait déjà quelque chose de différent. Le goût du café avait changé, plus fort cette fois-ci, plus net. Et surtout, en prenant les escaliers du boulot au lieu de l'ascenseur, j'ai réalisé que je n'étais pas à bout de souffle au deuxième palier. Un petit détail, mais ça m'a marqué. Puis un peu plus tard, je m'amusais par moment à monter les marches des escaliers, deux par deux.

Très vite, le corps commence à se remettre en route. Les poumons, qu'on malmenait sans trop y penser, se mettent à faire leur boulot comme avant, mais en mieux. On respire plus profond, plus librement. Une amie m'a même dit qu'après deux semaines, elle avait recommencé à chanter sous la douche, pas juste fredonner, chanter à pleins poumons, parce qu'elle ne toussait plus à chaque couplet. Alors, moi aussi j'en ai fait de même, à chanter... en anglais.

En plus, ce qui semblait banal redevient un vrai plaisir, comme marcher d'un bon pas, jouer dehors, sans devoir s'asseoir toutes les dix minutes, faire un foo-ting sans avoir l'impression que les poumons brûlent. Même les trajets à vélo deviennent plus agréables, presque faciles. Alors par moment j'accélérer, sur une courte distance, dans l'idée de lui dire à cette ciga-rette : « Vas-y essaie-donc de me rattraper ! »

Et puis, on remarque d'autres petites victoires, car on tombe moins malade, on tousse moins le matin, on respire mieux la nuit au lieu d'entendre un sifflement continue, dans notre respiration. C'est comme si le corps, reconnaissant, me remerciait doucement d'avoir arrêté de le maltraiter.

Bref, arrêter de fumer, ce n'est pas juste cocher une case « bonne résolution. », mais plutôt de redon-ner de l'air à sa vie, au sens propre comme au figuré.

À long terme, arrêter de fumer, ça... c'est un vrai cadeau qu'on se fait à soi-même, et les bénéfices ne cessent de se dévoiler avec le temps.

Un ami, ancien gros fumeur, me racontait qu'à chaque contrôle médical, son médecin le félicitait comme si c'était son anniversaire en lui disant : « Votre souffle s'améliore, vos poumons vont vous remercier pendant encore longtemps ! » Et ce n'est pas qu'une formule gentille, car en arrêtant, on réduit sérieusement les risques de cancers, comme ceux du poumon, bien sûr, mais aussi ceux de la bouche, de la gorge, de la vessie... et même de maladies respiratoires chroniques comme la bronchite ou l'emphysème. Alors, on donne à ses poumons une vraie chance de se réparer.

Mais ce n'est pas tout, car ce qu'on oublie souvent, c'est que la peau aussi respire mieux quand on arrête de fumer. Une ancienne collègue de travail rencontrée lors d'un stage professionnel, me confiait que trois mois après son arrêt, on lui demandait si elle avait changé de crème de jour. En réalité, elle n'avait rien changé du tout, c'est sa peau qui reprenait des couleurs. Moins de ridules, un teint moins gris, plus lumineux... C'est comme si son visage lui disait merci, chaque matin sans cigarette.

Cette amélioration, elle vient en partie du fait que la circulation sanguine s'améliore. Quand on fume, les vaisseaux se contractent, tout est plus lent. Mais quand on arrête, le sang recommence à circuler librement, apportant oxygène et nutriments à toutes les cellules du corps. Alors, on a plus d'énergie, la peau est plus souple, les mains sont moins froides, et parfois même, les cheveux reprennent de l'éclat... Oui, oui... jusqu'au cheveux.

En somme, quand on arrête le tabac, on peut voir son corps se réveiller, son teint s'illuminer, et sentir la vie reprendre de la place, en douceur, mais sûrement.

Oui, en réalité arrêter de fumer, c'est offrir à son corps une vraie pause, une chance de se nettoyer doucement de toutes ces substances accumulées avec les années. C'est un peu comme quand on décide de ranger enfin son grenier, quand au début, c'est poussiéreux, mais très vite, on respire mieux, on voit plus clair, et on se sent plus léger. Heureux, satisfait d'avoir fait quelque chose de bien dans sa vie.

Dès les premiers jours, à l'intérieur de notre corps, les choses bougent. Les cellules se remettent à travailler pour réparer les dégâts, les tissus se régénèrent progressivement, comme s'ils attendaient ce feu vert depuis longtemps.

Et puis, il y a cette transformation discrète mais essentielle, comme la pression sanguine. Très rapidement après l'arrêt, elle commence à redescendre. Les artères, jusque-là tendues comme des cordes de violon, se relâchent un peu. Le sang circule mieux, plus librement, et le cœur pousse un soupir de soulagement. Un ami m'a confié qu'après quelques semaines sans fumer, sa montre connectée lui indiquait une amélioration nette. Il n'avait rien changé à sa routine, si ce n'est... d'avoir dit adieu à ses cigarettes. Avez-vous une montre connectée ? Si oui, alors jetez-y un coup d'œil par moment, je serais agréablement surpris d'une amélioration de votre santé.

L'arrêt du tabac, c'est aussi un pas important pour éviter les AVC. Ces accidents, qu'on n'attend jamais mais qui changent tout, deviennent moins probables quand la pression artérielle est plus douce. On ne s'en rend pas compte au quotidien, mais c'est une vraie armure invisible que l'on se construit, jour après jour, rien qu'en ne fumant pas.

Et puis il y a notre cœur, ce moteur discret qui bat sans relâche, jour et nuit. En arrêtant de fumer, on lui offre une véritable bouffée d'air, au sens propre comme au figuré. Grâce à l'amélioration de la circulation sanguine, les vaisseaux retrouvent leur souplesse d'antan. Comme des tuyaux qu'on aurait enfin débouchés. Alors, on a moins de risques de voir apparaître des maladies cardiaques comme l'angine de poitrine ou les fameux infarctus, ces invités surprises qui n'ont jamais été les bienvenus.

Je me souviens d'un ancien collègue qui, après 20 ans à fumer « juste une petite clope après le café », a décidé du jour au lendemain d'arrêter. Trois mois plus tard, son médecin, d'ordinaire un peu grincheux, lui a souri en disant : « votre cœur va mieux que celui de certains trentenaires. », lui qu'il avait 55 ans. Depuis, il s'est mis au vélo, doucement, puis passionnément.

Et ce n'est pas seulement le corps qui respire, mais le moral aussi qui fait peau neuve. Se libérer de la cigarette, c'est aussi retrouver cette sensation rare qu'on a les rênes en main. On se sent moins prisonnier de cette pause forcée, de ce paquet toujours sur soi. Une amie me racontait qu'elle avait redécouvert le plaisir simple de passer une soirée sans devoir s'éclipser toutes les heures : « Je profitais vraiment du moment, je n'étais plus à moitié dans ma tête, à compter le temps jusqu'à la prochaine clope. »

Les relations aussi s'apaisent. Moins d'odeurs, moins de discussions sur le balcon, moins de remarques des enfants ou du conjoint... Et plus de moments partagés. On n'imagine pas à quel point on gagne en liberté.

Et puis, soyons honnêtes entre vous et moi... votre portefeuille vous dira merci. Fini les billets qui s'envolent « en fumée », chaque semaine pour des paquets de plus en plus chers. Cet ancien budget cigarette peut devenir votre nouveau budget plaisirs, avec une sortie resto, une sortie au ciné, un week-end improvisé. L'un de mes proches a même décidé de glisser chaque jour dans une boîte l'argent qu'il aurait dépensé en cigarette. Un an plus tard, il s'est payé un voyage en Espagne. Une vraie récompense, et pas une promesse creuse.

Au final, arrêter de fumer, c'est un peu comme remettre du soleil dans sa vie, dans l'estime de soi, les relations, le moral... et même les projets qui deviennent des cadeaux avec l'argent économisé.

Et il y a un autre effet souvent oublié mais qui fait toute la différence, car arrêter de fumer, c'est aussi alléger sérieusement ses dépenses de santé. On y pense rarement au début, mais quand on additionne les frais de médecin, les médicaments, les examens ou parfois même les hospitalisations à cause de maladies liées au tabac... ça fait vite grimper la note, même si une bonne partie de nos dépenses, nous sont remboursés. Ça fait cher quand même. D'ailleurs, un ami m'avait confié qu'il ne réalisait pas à quel point il allait souvent chez le médecin pour des bronchites ou des toux persistantes, jusqu'au jour où, après quelques mois sans cigarette, il a remarqué qu'il ne mettait plus les pieds dans la salle d'attente. Même son pharmacien s'en est étonné ! Pour moi, aujourd'hui, si je consulte un médecin, c'est très rare et surtout à l'arrivée de l'hivers, mais plus jamais à cause de la cigarette... Oh que non !

Bien sûr, moins de maladies, ça veut dire moins de consultations, moins de boîtes de cachets à avaler, moins de journées passées sous la couette à se remettre. Et forcément, ça soulage aussi le porte-monnaie. Cette économie-là est silencieuse, mais elle se cumule doucement, comme un petit matelas de sécurité qu'on reconstruit jour après jour. Notre compte en banque, va nettement mieux.

Et ce n'est pas tout, car sur le plan professionnel aussi, l'arrêt du tabac change la donne. Moins fatigué, moins malade, plus concentré... on se sent plus stable, plus fiable aussi, nos vêtements ne sentent pas la cigarette. Une collègue me racontait qu'après avoir arrêté de fumer, elle ne sortait plus toutes les deux heures pour « sa pause clope. » Alors, elle avait plus de temps pour ses dossiers, et surtout, elle se sentait plus présente, plus investie. Et ça ne passe pas inaperçu, puisqu'elle a fini par obtenir une petite promotion, pas énorme, mais bien méritée. Pour moi aussi d'ailleurs. Et avec le temps, à une évaluation de travail, on a même proposé mon dossier pour une promotion... et ça marche... Non seulement l'arrêt du tabac m'avait fait réaliser des économies... et me voilà aussi avec une augmentation de salaire. Voyez-vous ça ?! Quelle joie !

Finalement, les bénéfices financiers liés à l'arrêt ne se résument pas seulement à l'argent économisé sur les paquets. C'est tout un équilibre qui se rétablit. On dépense moins en soins, on gagne en stabilité, en présence, en opportunités. Et surtout, on peut enfin réorienter ces ressources financières, mais aussi mentales et physiques, vers des projets qui font du bien, comme un voyage, une formation, un nouvel instrument de musique, ou simplement un peu de sérénité au quotidien. Pour moi, ça été une très bonne voiture d'occasion avec vitesse automatique, comme j'en rêvais.

Bref, c'est un vrai investissement... mais dans soi-même.

On ne le répétera jamais assez : « arrêter de fumer, ce n'est pas juste dire non à une mauvaise habitude. C'est dire oui à soi. Oui à une vie plus légère, plus libre, plus vivante. » Essayez-donc, vous verrez, par vous-même. Allez, courage !

Chaque petit pas vers une vie sans tabac déclenche une avalanche de bienfaits. Un ami à moi, m'a dit un jour qu'il avait redécouvert le goût des tomates. Oui, les tomates ! Il n'avait jamais compris pourquoi les gens raffolaient de certaines variétés... jusqu'à ce que ses papilles, enfin libérées de la fumée, recommencent à vibrer. Il s'est mis à cuisiner, à explorer les marchés, comme si tout un monde de saveurs s'était rouvert à lui.

Une autre amie, a arrêté de fumer après plus de 15 ans. Ce qui l'a le plus marquée, ce n'était pas juste de ne plus tousser le matin. C'était de pouvoir courir après son petit garçon dans le parc sans s'arrêter au bout de deux minutes, les poumons en feu. Comme elle était très émotive, elle m'a dit, les larmes aux yeux : « j'ai eu l'impression de récupérer du temps avec lui, du vrai temps. « Et ça, aucune cigarette ne mérite de le voler.

Oh que oui... que prendre la décision d'arrêt le tabac, c'est bien, un acte d'amour envers soi-même, envers ceux qui nous sont précieux.

J'ai vu aussi des gens retrouver un bon sommeil, la peau qui s'éclaircit, les réveils devenir beaucoup plus simples. J'ai vu des collègues rire en terrasse sans avoir à vérifier s'ils pouvaient fumer, profiter d'une soirée sans avoir cette obsession de la prochaine pause.

Arrêter, c'est se reconnecter à tout ça. À sa respiration, à son énergie, à ses proches. C'est retrouver le pouvoir de savourer un café, un câlin, une balade, sans cette petite voix qui dit : « Et si j'en allumais une ? » Alors oui, renoncer au tabac, c'est la promesse d'une vie plus vaste, plus présente. Et, jour après jour, cette promesse devient réalité.

Une santé nouvelle, sans tabac

En rompant les chaînes de la fumée d'hier,
on ouvre une porte vers un monde plus clair.
Les poumons, délivrés, reprennent leur chemin,
et chaque souffle devient un matin serein.

La santé revient, on sent qu'on revit,
on grimpe les escaliers sans demi-souffle enfui.
Le risque s'efface, le corps se défend,
et l'air qu'on inspire devient réconfortant.

La peau reprend vie, moins terne, plus douce,
comme si le soleil, enfin, s'y éclabousse.
Les traits se détendent, le teint se ranime,
le miroir devient un ami qui s'anime.

Alors, le cœur bat plus fort, mais sans inquiétude,
les artères se réjouissent de cette nouvelle habitude.
Où, chaque jour sans fumée, est une fête discrète,
un petit pas de plus vers une vie plus complète.

Et côté finances parlons-en, soyons honnêtes,
finies billets d'argent qui partent en fumée muette.
Ce café du matin, ce resto du vendredi,
on peut enfin s'offrir ces petits plaisirs de la vie.

Alors... dans tous les recoins du quotidien,
la clarté remplace ce vieux nuage malsain.
Avec une vie plus libre, un souffle confiant,
pour ceux qui disent « oui » à un futur brillant.

Trouver de nouvelles habitudes et activités

Arrêter de fumer, c'est un sacré cap. Il y a ceux qui le décident du jour au lendemain, un matin comme un autre, en se disant « c'est fini », et ceux qui y pensent longtemps avant de se lancer. Dans tous les cas, une fois la décision prise, alors un nouveau chapitre s'ouvre. Et oui, c'est un peu déstabilisant au début. On se demande quoi faire de ses mains, on cherche comment occuper les moments de pause, on ressent parfois un petit vide.

Mais petit à petit, ce vide peut se transformer en un terrain de jeu. Un collègue m'a raconté qu'après avoir arrêté, il s'est mis à dessiner pendant ses pauses café. Un autre s'est mis à marcher tous les soirs, sans objectif précis, juste pour l'air frais et le calme. Ce sont des petites choses, mais elles finissent par prendre de la place. Une place positive.

Ce qui est beau, c'est que le jour où on se rend compte qu'on a passé une réunion stressante sans penser à allumer une cigarette, c'est une victoire. De se dire que : « Ça y est j'ai pris le chemin vers la liberté. » Le jour où on retrouve le goût du café, ou qu'on monte les escaliers sans être essoufflé, on se dit que ça en valait vraiment la peine.

C'est aussi une bonne excuse pour redécouvrir ce qui vous plaît. Peut-être que vous adoriez cuisiner, bricoler, faire du vélo ou lire pendant des heures sans interruption. Tout ça revient, parfois même en mieux, parce que vous êtes plus présent. J'ai un ami qui, après avoir arrêté, s'est inscrit à un cours de guitare, pour canaliser son énergie. Il n'avait jamais osé avant.

Bref, arrêter de fumer, c'est dire oui à plein d'autres choses. À vous, à vos envies, à vos surprises. Et même si tout ne se fait pas en un jour, chaque moment où vous choisissez de continuer est une preuve que vous avancez.

Quand on décide d'arrêter de fumer, on ne s'attend pas forcément à ce que ce soit aussi étrange. Ce n'est pas juste la cigarette qu'on laisse derrière soi, ce sont aussi des petits gestes, des habitudes, des rituels qui faisaient presque partie de notre identité. Un café sans cigarette, une pause sans ce petit rituel... ça crée un vide. Et ce vide peut faire peur au début.

Mais ce vide, c'est aussi un espace neuf, une page blanche. Et ça, c'est rare dans une vie, car au lieu de le voir comme un manque, on peut essayer de le voir comme une chance. Une chance de se reconnecter à soi, de retrouver des choses qu'on avait laissées de côté. Souvent, on se rend compte qu'on a un tas de passions qui dormaient quelque part, et qui n'attendaient qu'un peu d'attention pour se réveiller.

Je me souviens de cette période où j'avais arrêté de fumer, et où tout me paraissait un peu flou, un peu lent. J'avais cette vieille envie de rejouer de la guitare, mais la mienne était restée chez un ami à l'autre bout de la ville. Heureusement, mon beau-frère avait deux guitares. À chaque fois que j'allais chez ma sœur, j'en prenais une, sans un mot, juste avec un petit sourire complice. Et là, le temps s'arrêtait. On passait des heures, parfois l'après-midi entier, à jouer ensemble. Pas besoin de parler beaucoup, la musique faisait tout le boulot. C'était simple, c'était doux, et c'était exactement ce qu'il me fallait à ce moment-là. Comme il était plus avancé que moi dans la guitare, alors il m'apprenait des morceaux des groupes de l'époque des années 60 à 70.

Ce genre de moments, on ne les vit pas forcément quand on est encore pris dans le rythme imposé par la cigarette. En arrêtant, on retrouve un peu de liberté, un peu de temps, et surtout une énergie nouvelle qu'on peut mettre dans des choses qui nous nourrissent vraiment.

Alors oui, le début peut être un peu bancal. Mais chaque petit moment retrouvé, chaque passion rallumée, vient combler ce vide avec quelque chose de bien plus fort, bien plus vivant.

Ces moments passionnants, passés à jouer de la musique n'étaient pas juste des passe-temps pour combler le vide. Pour moi, c'était bien plus profond que ça. C'était comme une parenthèse dans mes journées, un vrai bol d'air. Quand l'envie de fumer me tombait dessus et croyez-moi, ça arrivait souvent, je prenais sa guitare qui m'avait prêté. Je me mettais à gratter quelques accords, et au bout de quelques minutes, je sentais déjà que la tension redescendait. Comme si chaque note jouée prenait un peu de cette envie et l'emmenait ailleurs.

La guitare était devenue ma complice pendant mon sevrage, comme un soutien silencieux, toujours là quand j'en avais besoin. À chaque fois que je réussissais à traverser une journée sans cigarette, je célébrais ça en apprenant un nouveau morceau. Mon beau-frère, qui partageait cette passion, m'encourageait, et ces moments passés ensemble, à jouer, rire, parfois rater nos accords, m'ont vraiment aidé à tenir le coup.

Je sais que tout le monde n'a pas une guitare sous la main, ni un beau-frère qui joue de cet instrument, mais ça ne veut pas dire que la musique ne peut pas vous aider. Peut-être que pour vous, ce sera une playlist bien choisie, un casque sur les oreilles, et hop, vous partez ailleurs. Une balade sonore pour oublier l'envie. Il y a des chansons qui font du bien comme un câlin, d'autres qui boostent comme un café fort. L'idée, c'est de trouver ce qui vous parle, ce qui vous fait vibrer.

La musique a ce pouvoir étrange de vous attraper quand vous vacillez. Elle ne juge pas, elle n'insiste pas, elle vous accompagne, tout simplement. Et parfois, c'est tout ce qu'il faut pour résister. Alors laissez-vous porter. Créez une ambiance, découvrez des sons, fredonnez, dansez même si personne ne regarde. Et surtout, rappelez-vous que chaque moment passé à faire autre chose que fumer, c'est un pas de plus vers la liberté.

Parlons maintenant d'un peu de nature, s'il vous plaît. On sous-estime souvent à quel point la nature peut nous faire du bien quand on essaie d'arrêter de fumer. La nature est un vrai refuge. Un endroit où on peut respirer, au sens propre comme au figuré. Quand on est en plein sevrage, il y a des moments où on se sent à cran, à bout. Et dans ces moments-là, sortir prendre l'air peut vraiment tout changer.

Je me souviens d'une balade un peu par hasard, un dimanche matin où l'envie de fumer me collait à la peau. J'ai mis mes baskets et je suis parti sans but précis. J'ai fini par me retrouver dans un parc près de chez moi, mais que je connaissais à peine. Il n'y avait presque personne, juste le bruit du vent dans les arbres, quelques oiseaux, et cette odeur de terre humide. C'est bête, mais ce jour-là, j'ai eu l'impression de recommencer à respirer pour de vrai. Ça m'a tellement calmé que c'est devenu un rituel les semaines suivantes.

Il y a quelque chose d'apaisant dans le fait de marcher en pleine nature. Le rythme des pas, le contact du sol, avec certains jours, le bruit des feuilles sous mes baskets... tout ça aide à remettre les idées en place. Et pendant qu'on écoute les sons autour, qu'on regarde les arbres, l'envie de cigarette passe souvent en arrière-plan. Elle est toujours là, peut-être, mais moins forte, moins pressante.

Ici, dans ce parc, elle n'était certainement pas la bienvenue. Alors, même une simple sortie dans un parc peut faire l'effet d'un bouton « pause. » L'air frais nettoie un peu la tête. Et quand on prend le temps de s'asseoir sur un banc, d'observer ce qui bouge, ce qui pousse, ce qui vit... on se rappelle qu'on fait aussi partie de ce grand tout. Que notre corps, on peut l'écouter, le respecter, l'accompagner vers quelque chose de mieux. Alors, dans ce parc, je rêvais, je me faisais des projets, je chantonnais par moment, je sifflotais aussi.

La nature, ce n'est pas un miracle, mais c'est un soutien discret, toujours là. C'est un endroit où l'on peut se retrouver, loin du bruit, loin des automatismes. Chaque pas qu'on y fait, c'est comme si on reprenait un peu de pouvoir sur soi-même. Et ça, ça vaut toutes les distractions du monde.

Bouger, transpirer un peu, se sentir vivant... l'exercice physique, même léger, peut devenir un véritable allié quand on décide d'arrêter de fumer. Pas qu'une histoire de muscles ou de cardio, mais c'est surtout une manière de retrouver le contact avec son corps, de se recentrer, et parfois, de détourner une envie de cigarette qui monte en douce.

Je me souviens d'un ami d'enfance qui avait remplacé sa pause clope par une mini-balade autour du pâté de maisons. Au début, c'était cinq minutes chrono, juste pour respirer et tromper l'habitude. Et puis, à force, c'est devenu dix, puis vingt. Il a fini par s'acheter une montre connectée et s'est mis à compter ses pas comme un sportif. Ce n'était pas le but à la base, mais ça l'a aidé à tenir bon. Alors, Il disait en rigolant : « J'ai peut-être plus de nicotine, mais maintenant j'ai des mollets ! ». Pas mal non, comme réflexion ?!

Le sport libère des endorphines, ces fameuses hormones qui mettent de bonne humeur. Pas besoin de devenir marathonien. Ce qui compte, c'est d'y aller à son rythme, en fonction de ce qu'on aime. Une amie à moi a repris la gym après dix ans. Juste deux heures de cours par semaine, mais elle disait que ça lui faisait un bien fou. Elle sortait de là vidée, mais heureuse, et surtout, sans penser à fumer. En plus, avec ses cours, elle s'était faite d'autres amies, sportives et non fumeuses, elle aussi.

Oui, si il y a des jours avec, et des jours sans. Il y aura peut-être des envies soudaines, des moments où l'on flanche. C'est normal. On ne devient pas non-fumeur du jour au lendemain comme par magie. Mais chaque fois qu'on se relève, chaque fois qu'on choisit une autre réponse que la cigarette, c'est que le chemin emprunté est le bon et la victoire n'est pas si loin que ça.

Dans ces moments-là, repensez à pourquoi vous avez décidé d'arrêter. Est-ce pour mieux respirer en jouant avec vos enfants ? Pour retrouver le goût du café le matin ? Pour ne plus être esclave de ce petit paquet qu'on cherche dès le réveil ? Ces raisons-là sont vos points d'ancrage. Gardez-les en tête. Notez-les si besoin. Relisez-les quand le moral flanche.

Moi, j'ai encore en tête ce jour où j'ai couru dix minutes sans m'arrêter. C'était la première fois depuis des années. J'avais l'impression de voler. Pas parce que j'étais rapide (loin de là), mais parce que je n'étais plus freiné par mon souffle court. Ce genre de sensation, c'est un cadeau qu'on se fait en arrêtant de fumer.

Et même si vous trébuchez, ce n'est pas grave. Ça fait partie du chemin. Le plus important, c'est de ne pas rester bloqué là. On apprend, on avance. On devient plus fort.

Rappelez-vous que dire stop à la cigarette, ce n'est pas juste arrêter un geste, mais c'est reprendre le contrôle. C'est choisir la liberté, la santé, et surtout, une version de vous plus apaisée, plus présente, plus vivante.

Et ça, ça mérite d'être célébré à chaque pas.

Activités pour faciliter le changement

Quand la clope s'efface de vos matins,
c'est un monde nouveau qui tend ses mains.
Les gestes changent, les envies aussi,
et peu à peu, le corps dit merci.

Une guitare qu'on dépoussière un soir,
devient refuge, lumière dans le noir.
Les doigts hésitent, puis trouvent la voie,
et l'envie de fumer s'éloigne tout droit.

Les notes résonnent, calment les pensées,
chaque refrain vient vous apaiser.
Pas besoin d'être pro pour vibrer,
la musique aime qu'on vienne s'y noyer.

Puis vient la marche, simple et sincère,
dans un chemin bordé de lumière.
Les oiseaux chantent, les soucis se taisent,
et l'air qu'on respire devient une braise.

Alors, le corps se réveille, il bouge, il vit,
même transpirer devient un défi.
Un jogging, un pas, ou même un tour de danse,
chaque effort réveille l'espérance.

Car les endorphines, ce petit shoot heureux,
remplacent la fumée, rendent les jours joyeux.
On sourit sans raison, on se sent léger,
comme un vent neuf qu'on laisse souffler.

Et si parfois le doute revient en force,
rappelez-vous, que vous tenez les rênes du carrosse.

Pourquoi ce choix ? Pour qui, pour quoi ?
La réponse est là, tout près de soi.

Pour mieux courir, mieux rire, mieux aimer,
pour retrouver ce souffle qu'on croyait figé.
Et, chaque jour sans tabac est une victoire,
à célébrer, sans honte ni mémoire.

Alors avancez, même à petits pas,
car, votre cœur sait déjà où il va.
Vers une vie plus libre, plus douce, plus vraie,
qui vous tend les bras... et vous y êtes presque, eh !

Fixez une date pour arrêter et tenez-vous-y...

Un matin pas comme les autres, j'ai su que c'était le bon moment. J'ai regardé mon paquet de clopes, usé, familier, et je l'ai balancé à la poubelle. Pas avec rage, mais avec une sorte de paix intérieure, comme si je tournais enfin une page trop longtemps ouverte. C'était décidé : « j'arrêtais de fumer. »

Dans la foulée, j'ai envoyé un message à ma sœur. Rien de solennel, juste un « bon, j'arrête. Cette fois c'est sérieux. » Elle m'a répondu dans la minute : « OK, je suis là. » Et elle l'a été, tous les jours. Parfois juste un petit « tu tiens bon ? » ou un « bravo ! » quand je passais un cap. C'était précieux. Un jour où j'avais très envie d'une clope, elle m'a même proposé une balade à la place. On a parlé, on a ri, et l'envie est passée.

La première semaine, c'était la plus étrange. Une nuit, j'ai rêvé que je fumais à nouveau. J'ai eu ce réflexe idiot de chercher mon briquet au réveil... avant de sourire en réalisant que non, je ne fumais plus. C'était juste un rêve, et quelque part, ce rêve-là me faisait comprendre que j'étais vraiment en train de m'en détacher.

Pour éviter les rechutes, j'ai décidé de comprendre ce qui me poussait à allumer une cigarette. Le stress ? L'ennui ? Une bière entre amis ? J'ai noté tout ça dans un carnet, dès les premiers jours. Il m'a suivi partout, ce carnet. Un soir, après une journée compliquée au boulot, j'ai failli craquer. Toute de suite, j'ai relu ce que j'avais écrit quelques jours plus tôt : « après les réunions stressantes, penser à aller marcher 10 minutes au lieu de fumer. » J'ai mis mes chaussures, je suis sorti marcher, et j'ai respiré à pleins poumons. Ça m'a fait un bien fou.

Chaque jour sans cigarette était une petite victoire. Rien d'héroïque, juste une promesse que je me faisais à moi-même. Et à chaque lever de soleil, je sentais un peu plus de fierté, un peu plus de liberté.

Identifiez vos déclencheurs et apprenez à les apprivoiser autrement...

Au début, je pensais que le plus dur se serait le manque physique. En réalité, c'est la routine qui me piégeait le plus. Le matin, c'était presque automatique, quand je sortais de la salle de bain, je lançais le café, et avant même d'avoir pris une gorgée, l'envie d'une cigarette se pointait alors qu'habituellement j'en avais déjà fumé une sur le balcon. Mais le matin, c'était mon duo : « Café et clope. » Un vrai réflexe.

Alors j'ai décidé de casser ce duo, doucement mais sûrement. D'abord en décalant mon café à plus tard, au moment où je retrouvais ma sœur ou des amis non-fumeurs. Dans ces moments-là, l'envie passait beaucoup plus facilement, presque naturellement. Un peu comme boire un café dans un autre décor, un nouveau contexte où la cigarette n'avait plus sa place.

Mais certains matins, quand j'étais seule chez moi, c'était plus compliqué. Je savais que si je restais dans le même schéma, je finirais par craquer. Alors j'ai tenté une expérience pour le changement de ma routine matinale. Plus de café en me levant. À la place, je suis allée chercher autre chose. Quelque chose qui me fasse du bien, mais autrement.

Je me suis tournée vers des petits-déjeuners plus sains, presque ludiques. Un matin une pomme bien croquante, le lendemain une banane. Parfois les deux. J'ai redécouvert le vrai plaisir de manger doucement, d'écouter mon corps. Ensuite, un yaourt nature ou aux fruits venait compléter ce petit moment calme. Et au lieu du café, j'ai essayé du thé, puis du chocolat chaud... Mmm ce chocolat, me faisait beaucoup de bien. Ensuite un verre d'eau. C'était un peu comme si je redécouvrais mes matins avec des yeux neufs.

Une chose toute simple, mais qui a eu un vrai impact, était de me laver les dents justes après ce nouveau petit-déjeuner. Ce petit geste m'aidait à tourner la page de la tentation, comme un rituel de fin de chapitre. Pour changer son gout, j'avais acheté du dentifrice, plusieurs parfum, histoire d'apprécier. Un peu comme les enfants pour les aider à penser à se brosser les dents. Plus tard, j'ai repris mon dentifrice version soin complet.

Et puis, je sortais. Même dix minutes de marche autour du quartier faisaient une différence énorme, avec l'air frais, les bruits du matin, le corps qui se réveille doucement... Bref... au lieu de sortir un chien mais que je n'en avais pas, alors c'est moi que je sortais, seul et sans laisse…. (Rire). Un peu d'humour ça ne fait de mal à personne, n'est-ce pas ? Pour moi, cette sortie était devenue mon moment à moi, loin des automatismes, loin de la fumée.

Au bout de deux semaines, j'ai senti la différence, avec mes poumons qui semblaient plus légers, mes matins plus doux. Et ce jour-là, en racontant ça à ma sœur, j'ai senti une vraie fierté. Pas une grande victoire spectaculaire, mais une petite victoire bien à moi. Et ça comptait, pour moi et pour elle aussi, qui suivait mes progrès.

Alors, à vous qui lisez ces lignes : Quels sont vos petits déclencheurs à vous ? Le café du matin ? Le coup de stress au boulot ? Une pause entre amis ? Essayez de les repérer. Notez-les. Et surtout, entourez-vous. On n'est pas censé mener ce combat seul. Trouvez des gens qui vous soutiennent, qui vous comprennent. Parce que ce chemin-là, il est plus simple quand on le partage.

Et rappelez-vous ceci : On peut changer, un geste à la fois.

Entourez-vous : Ne traversez pas ça seul...

Quand j'ai décidé d'arrêter de fumer, j'ai vite compris une chose, dans le fait que ce n'était pas un duel solitaire. Si j'essayais de faire ça seul, dans mon coin, j'allais perdre. Pas par manque de volonté, mais parce que la cigarette, c'est une adversaire rusée, pleine de ruses et d'habitudes bien ancrées. Elle sait se faufiler dans les moments de faiblesse, dans les silences, les solitudes, les creux du quotidien.

Je m'en suis vraiment rendu compte un dimanche matin. Je n'avais plus de clopes. J'étais là, en short bermuda, accroupi par terre, à retourner un vieux cendrier pour y récupérer des mégots. Je me suis vu faire et j'ai eu un choc. C'était plus fort que moi. Là, j'ai compris que j'avais besoin d'aide. Pas juste de patchs ou de chewing-gums. J'avais besoin de monde autour de moi.

Ma sœur a été la première à qui j'en ai parlé. Elle n'a pas dit grand-chose au début. Elle m'a juste regardé et m'a dit genre : « OK, je suis là. » Et elle l'a vraiment été. Elle m'envoyait des messages les matins difficiles, m'appelait quand je lui disais que j'avais envie de craquer, et elle venait me chercher pour marcher, ou boire un thé au lieu de fumer. Un jour, elle m'a même proposé un « défi anti-clope » : Une semaine sans tabac = un dîner à la maison spécialement pour moi. J'ai tenu. A l'époque, je mangeais de la viande, alors ce diner, c'était bolognaise, que j'aimais tant.

Mes amis aussi ont joué leur rôle. Certains m'ont proposé de venir chez eux pendant les soirées pour éviter les ambiances enfumées. Un copain, qui avait arrêté deux ans plus tôt, m'a confié ses petites astuces : « Moi, quand j'ai envie, je mâche une réglisse. Ça m'occupe la bouche. » J'ai essayé, ça m'a aidé plus d'une fois. Et... pas que de la réglisse, mais bonbon en voici en voilà, pendant plusieurs jours, après j'arrêté

les friandises. Alors le copain, lui, pourquoi la réglisse ? Va savoir Charles ! Peut-être parce que la réglisse se présentait en rouleau et qui, croquait par petit bout, ça durée longtemps... mais, pas avec moi.

Même les collègues de boulot, que je pensais un
peu à l'écart, se sont montrés bienveillants. Comme
cette fois où un midi, alors que je restais assis à ma
table au lieu de suivre les autres dehors pour la pause
clope, l'une d'elles est restée avec moi. On a discuté,
rien d'exceptionnel, mais ce petit moment m'a fait un
bien fou. La vraie pipelette que j'étais, je racontais
mes déboires avec la cigarette. Tu me t'en une
oreille... alors écoute ce que j'ai à te dire... et bla bla
bla... j'ai tout déballé au sujet de mon arrêt du tabac,
du matin jusqu'au soir, en plusieurs pose, tellement y
en avait à dire.

Alors, je vous le dis comme je me le suis dit : « Ne
restez pas seul. » Même si vous avez l'impression de
ne déranger personne, même si vous vous sentez fort
certains jours, avoir une présence, un mot, un rappel,
ça change tout. Un simple « tu tiens bon ? » Ça vous
faire tenir un jour de plus. Et parfois, un jour de plus,
c'est tout ce qu'il faut pour continuer.

Et si vous vous dites « Je n'ai personne autour de
moi », pensez à tendre la main. Par texto, par appel,
même à une vieille connaissance. J'ai vu des gens se
soutenir, en discuter dans des forums comme s'ils
étaient frères d'armes. Parfois, on n'a pas besoin
d'une armée, juste d'un compagnon de route.

Vous avez le droit de demander de l'aide. Ce n'est pas un aveu de faiblesse, c'est une preuve de sagesse. Et croyez-moi, quand vous aurez tenu une semaine, un mois, puis plus, vous serez fier. Et ceux qui vous auront soutenu le seront aussi.

Moi j'y suis arrivé, avec leurs bras, leurs mots, leurs sourires. Vous aussi, vous le pouvez. Alors entourez-vous. Ne vous battez pas seul.

Apprivoiser le stress sans la cigarette : respirer, bouger, vivre autrement...

Il y a eu un temps où, au moindre signe de stress, ma première réaction était de sortir une cigarette. Une sorte de réflexe pavlovien : tension = clope. Mais quand j'ai décidé d'arrêter, il a bien fallu remplacer ce geste par autre chose. Et c'est là que j'ai découvert... que je savais respirer. Oui, vraiment respirer.

Un jour, après une réunion tendue au boulot, j'étais à deux doigts de craquer. Au lieu de courir à l'espace fumeur, je me suis assis sur un banc, j'ai fermé les yeux et j'ai respiré. Lentement. Inspire par le nez, je compte jusqu'à quatre, je bloque deux secondes, puis j'expire doucement par la bouche, comme si je soufflais dans une paille. Au bout de cinq minutes, j'étais plus calme. Pas parfaitement zen, mais assez pour continuer ma journée sans allumer quoi que ce soit, juste un grand verre d'eau. Depuis, c'est devenu un petit rituel. Dans le bus, en marchant, même en faisant la vaisselle. Ça ne coûte rien, et ça m'aide vraiment à garder les pieds sur terre.

Mais ce n'était pas suffisant. Il me fallait un endroit pour me défouler, me vider la tête, et retrouver un peu d'équilibre. C'est comme ça que j'ai renoué avec la natation. Tous les jeudis soir, je filais à la piscine. Rien que de sentir l'odeur du chlore et d'entendre le bruit de l'eau provoquais par les nageurs, je sentais une tension s'en aller. Dans l'eau, je ne pensais à rien d'autre qu'à mon souffle et mes mouvements. Et petit à petit, sans que je m'en rende compte, j'ai gagné en souffle... et perdu l'envie de fumer.

Et puis il y a l'ambiance. Là-bas, on finit par se re-connaître, même sans se parler au début. Un petit bonjour, un sourire, une blague échangée au bord du bassin. Un jour, une dame d'un certain âge m'a confié qu'elle venait nager pour « faire taire les pensées qui tournaient en rond dans sa tête. » On a discuté, ri, puis nagé côte à côte sans un mot. Ça m'a marquée.

Le retour chez moi après la piscine était parfois un moment risqué. L'envie d'une clope me frôlait sour-noisement. Alors je faisais un détour. Une marche de quinze minutes, juste pour déjouer le piège. Et sou-vent, j'en profitais pour passer à l'épicerie ou faire un crochet par le marché couvert de la ville qui était en-core ouvert. Ces petites marches sont devenues, avec le temps, mes nouvelles bouffées d'air, les seules dont j'avais vraiment besoin.

Alors oui, le stress revient, bien sûr. Il ne disparaît pas parce qu'on a arrêté de fumer. Mais aujourd'hui, j'ai appris à l'écouter différemment. À respirer avec lui. À le faire fondre dans un crawl ou une balade.

Et vous, que faites-vous quand la pression monte ? Avez-vous un endroit, un geste, une routine qui vous fait du bien ? Peut-être que ce sera une séance de yoga, une promenade au parc, ou juste prendre le temps de boire une infusion en silence. Peu importe, tant que cela vous aide à rester vous-même.

Ce chemin-là, vers plus de calme et de santé, il est à votre portée. J'y suis arrivée, en tâtonnant, en essayant. Vous le pouvez aussi. Commencez petit, mais commencez, s'il vous plaît.

Surmonter les envies de fumer : trouvez des distractions saines...

Les envies de fumer, on les connaît tous. Ces moments où l'on se sent prêt à céder, où la tentation semble plus forte que nous. Mais ce qu'on ne nous dit pas assez, c'est qu'on peut les affronter et les surmonter. Pour moi, ce fut une question de préparation et de trouver des distractions saines. Voici ce qui m'a aidée à passer à travers ces moments où la cigarette semblait appeler mon nom.

Au début de mon sevrage, j'ai vite compris que l'activité physique serait mon meilleur allié. Alors un jour que je ne travaillais qu'à mi-temps, après une matinée stressante au travail, l'envie de fumer m'a frappée de plein fouet. Plutôt que de céder, je me suis mis en mode action. Je me suis dirigée vers la piscine, comme chaque jeudi, pour une séance de natation. L'eau froide, les mouvements répétitifs, chaque longueur

semblait laver un peu plus mon esprit des pensées négatives. Après 30 minutes à nager, je sentais non seulement mon corps revitalisé, mais mon esprit aussi.
Les envies de fumer s'éloignaient peu à peu, étouf-
fées par les endorphines que mon corps venait de libérer.

Mais parfois, la piscine n'était pas à portée de
main. Dans ces moments-là, c'était la marche qui me
sauvait. Je me suis fait cette règle que : chaque fois
que je sentais une envie monter, je mettais mes baskets et je partais faire une petite promenade. C'était
comme un rituel libérateur. Que ce soit autour du
quartier ou un peu plus loin, chaque pas me permettait de me recentrer et de me distraire. D'un seul
coup, la tentation disparaissait, comme si le simple
fait de marcher me donnait la distance nécessaire
pour m'éloigner de ma dépendance.

Mais la clé, c'était aussi de trouver d'autres passions pour occuper mon esprit. Un jour, lors d'un dîner
entre amis, j'ai entendu parler d'une amie qui apprenait le chinois. Intriguée, j'ai décidé de me lancer dans
l'apprentissage de cette langue. La première semaine
a été un vrai défi, par les tons, les caractères... C'était
loin d'être facile. Mais au fur et à mesure, je me suis
rendue compte que me concentrer sur les sons, les
symboles, les prononciations m'aidait à oublier les envies de fumer. C'était comme si mon esprit était complètement absorbé dans cette nouvelle aventure, me
permettant de m'échapper de mes vieux réflexes.

J'ai aussi commencé à me rapprocher de mes amis non-fumeurs. Nous nous sommes retrouvés autour de dîners, de sorties, de soirées où la cigarette n'avait pas sa place. Ces moments m'ont apporté une dose d'énergie et de motivation que je n'avais pas anticipée. Un soir, lors d'une balade en ville, une amie m'a confié qu'elle était fière de moi, et ça m'a donné un coup de boost incroyable. Ces petites interactions, ce soutien, m'ont rappelé à quel point il était important de s'entourer des bonnes personnes pour tenir le cap.

J'ai aussi découvert la puissance des techniques de relaxation. La respiration profonde, c'est devenu mon petit secret. Je me souviens d'un matin où je me suis retrouvée face à une énorme envie de fumer. Plutôt que de céder, je me suis posée quelques minutes, calmement, pour pratiquer des respirations profondes. Je me concentrais sur le fait d'inspirer lentement par le nez, de bloquer quelques secondes, puis d'expirer doucement. À chaque expiration, j'imaginais que je soufflais mes pensées négatives et mon stress.

Et enfin, j'ai appris à changer mon environnement. Par exemple, je me souviens que je buvais toujours mon café le matin en sortant, cigarette en main. Après quelques jours de lutte, j'ai décidé de changer ma routine. Je suis allée prendre mon café dans un café où il était interdit de fumer. C'était drôle, mais cette simple action m'a permis de rompre l'association entre café et cigarette.

Le plus important dans tout ça, c'est qu'il faut être prêt à expérimenter. Chacun de nous est différent, et ce qui fonctionne pour l'un peut ne pas fonctionner pour l'autre. Mais le secret, c'est de rester flexible et d'avoir plusieurs armes dans sa boîte à outils. De mon côté, chaque fois que je résistais à une envie, je savais que je renforçais ma détermination à rester non-fumeur.

Et vous ? Comment faites-vous face à vos envies ? Trouvez vos propres distractions, qu'elles soient physiques, créatives, sociales ou mentales. Expérimentez. Vous verrez qu'à chaque petit succès, vous vous rapprochez un peu plus de la liberté.

Soyez patient avec vous-même : chaque jour sans fumer est une victoire...

Arrêter de fumer, c'est un peu comme partir en randonnée dans une montagne escarpée, dans un défi, un parcours semé d'embûches, mais aussi une aventure incroyablement gratifiante. Et tout comme pour une randonnée, il faut savoir être patient avec soi-même. Il y a des jours où tout semble aller de soi, et d'autres où chaque minute sans cigarette paraît interminable. Mais peu importe la difficulté du moment, chaque jour sans fumer est, en soi, une victoire.

Je me souviens d'un jour particulièrement difficile. C'était au début de mon parcours. L'envie de fumer m'a submergée après une longue journée. C'était comme si la cigarette m'appelait. Mais au lieu de céder, je me suis simplement dit : « OK, je vais tenir encore une heure, puis une autre. » À chaque heure qui passait sans allumer une cigarette, je me sentais plus fort, plus fier de moi. Quand la journée s'est terminée, j'ai eu ce sentiment incroyable, d'avoir réussi à franchir cette étape.

C'est là que j'ai compris que la patience envers soi-même est essentielle. Ne vous en voulez pas si une envie vous frappe fort. Ne vous culpabilisez pas si une rechute se produit. Moi aussi, j'ai eu mes moments de faiblesse, et c'est normal, mais bien sûr, je ne provoquais pas l'envie... Faut être honnête avec soi-même aussi. Ce qui compte, c'est de ne pas laisser ces moments vous définir, mais de vous rappeler que, même après une rechute, chaque jour où vous résistez à la tentation vous rapproche un peu plus de votre but, une vie sans tabac. Il ne s'agit pas d'une course de vitesse, mais d'un marathon. Le plus important, c'est de continuer à avancer, lentement mais sûrement.

Un autre moment qui m'a beaucoup marquée fut un samedi matin, quelques semaines après avoir arrêté. J'étais assis dans mon salon, un café à la main, en train de lire. C'était un moment paisible, mais soudain, cette pensée est arrivée : « Et si je fumerais juste une cigarette, juste pour voir ? » Alors là... Danger !... Alerte !... Plutôt que de me laisser emporter par cette pensée, je l'ai laissée passer, comme un nuage qui se dissipe dans le ciel. Et je me suis félicitée pour avoir résisté, pour être allée de l'avant.

Il m'a fallu du temps pour comprendre que tout ceci est un processus unique pour chacun. Ce que vous vivez, personne d'autre ne le vit de la même manière.

Certaines personnes peuvent résister à l'envie de fumer facilement, tandis que d'autres doivent se battre contre chaque petite tentation. Je vous encourage à ne pas vous comparer aux autres. Votre parcours est le vôtre, et il est validé à chaque étape, qu'elle soit grande ou petite. Ce n'est pas une compétition. Il s'agit de prendre soin de vous et de célébrer vos progrès, peu importe leur taille.

Si un jour vous vous sentez perdu ou que vous avez l'impression de ne pas avancer, souvenez-vous que consulter un professionnel de santé pourrais dans votre cas, faire vraiment faire la différence. Pour moi non, mais un ami a eu recours à un médecin pendant son processus. Le médecin, l'a écouté, l'a rassuré, et lui a donné des outils pour mieux gérer ses moments de stress et d'anxiété. Parfois, il faut juste un petit coup de pouce extérieur pour se rappeler qu'on n'est pas seul dans cette aventure. L'ami, s'est senti tellement soutenu et compris pendant ces moments-là, que ça lui a donné la force de continuer.

Il n'y a pas de honte à demander de l'aide, à chercher des conseils, ou à vouloir en savoir plus pour aller mieux. Le soutien d'un professionnel, qu'il soit médical ou psychologique, peut jouer un rôle déterminant dans votre parcours. Ils sont là pour vous aider à surmonter les obstacles, à répondre à vos questions, à vous guider dans la bonne direction.

Aussi, je vous invite à prendre le temps de célébrer chaque jour sans fumer. Chaque victoire, même minime, est une preuve de votre volonté, de votre résilience, et de votre détermination à améliorer votre vie. De plus, soyez indulgent avec vous-même, et rappelez-vous que le chemin est tout aussi important que la destination. Sur le chemin de la libération, vous êtes plus fort que vous ne le pensez.

Alors, restez patient, continuez d'avancer, et souvenez-vous, que vous n'êtes pas seul dans cette démarche. Avec cette idée en tête : « Chaque jour sans tabac est un pas de plus vers une vie plus saine et plus épanouie. » Vous en êtes capable, et vous allez y arriver !

Arrêter de fumer

Choisissez le jour où vous direz « stop » à la fumée,
gravez ce moment dans vos cœurs, à jamais.
Les déclencheurs, ces pièges à éviter,
apprenez à les fuir, pour toujours vous libérer.

Vers amis et famille, cherchez un soutien,
leurs bras ouverts chasseront tout chagrin.
Le stress, lui, par le souffle, vous le maîtriserez,
respirez profondément, tout va s'éclairer.

Pour les fringales, soyez sur vos gardes,
choisissez des alternatives, que rien ne vous égare.
Avancez à votre rythme, chaque pas un cadeau,
chaque jour sans tabac, un chant d'écho.

Alors, allez de l'avant avec un courage infini,
brisez les chaînes, triomphez de l'ennui.
Dans chaque souffle pur, grandit votre esprit,
La dépendance recule, vous êtes affranchi.

Encouragement

Dans cette lutte quotidienne contre l'emprise du tabac, chaque petite victoire mérite d'être célébrée, car elle témoigne de notre force intérieure. Je me souviens de mes premiers jours sans cigarette, où l'envie de fumer surgissait comme une vague, intense et inévitable. Mais j'ai appris à y faire face, pas à pas. À chaque journée où je résistais à la tentation, je ressentais une petite fierté grandir en moi, un sentiment de victoire qui me portait plus loin. Je me disais à moi-même : « Eh... j'ai pas fumer aujourd'hui. » J'avais envie de le dire au monde entier, de le dire au premier passant dans la rue.

Une de mes plus grandes victoires a été ce dimanche matin où, après un réveil tranquille, je me suis retrouvé dans ma cuisine, la routine de préparation du café en place. D'habitude, l'arôme de ce breuvage, m'aurait instantanément poussé vers la cigarette, une habitude ancrée profondément en moi. Mais ce jour-là, j'ai fait une pause. J'ai pris une grande respiration, j'ai admiré la lumière qui filtrait par la fenêtre, et j'ai choisi de savourer mon café du matin, sans y adjoindre cette vieille compagne de route, la cigarette. Ce moment, tout simple, m'a fait comprendre que chaque instant où je choisissais la liberté était une victoire, une victoire que j'ai savourée comme une douce paix intérieure. « Enfin... elle n'est plus là celle-là. » en parlant de la cigarette.

Le chemin vers l'arrêt du tabac est souvent semé d'embûches. Il y a des jours où l'envie semble plus forte que tout. Mais ce que j'ai appris au fil des mois, c'est qu'il est important de ne pas voir ces défis comme des échecs, mais comme des opportunités d'affirmer un peu plus notre volonté. Je me souviens d'un après-midi où, après une longue journée de travail, l'envie de fumer était insupportable. Cette dépendance me collé à la peau. Pourtant, au lieu de céder, je suis parti marcher dans le parc, m'éloignant de la tentation. La promenade m'a permis de respirer l'air frais, de laisser le stress s'évaporer, et de réaliser que j'étais plus fort que cette envie passagère. Ce n'était qu'une étape, mais elle m'a donné la conviction que chaque pas en avant était un pas vers une meilleure version de moi-même.

Et puis, il y a eu ces moments où je me sentais un peu découragé, où les anciens réflexes revenaient, et où l'idée d'un seul « petit » moment de faiblesse m'effleurait. Mais à chaque fois, j'ai rappelé à moi-même que cette route n'était pas toute droite et que chaque rechute, chaque tentation était une occasion de recommencer, de redoubler d'efforts, de me dire que ma santé valait plus que cet instant fugace. Oui, croyez-moi sur parole, la tentation est passagère.

L'essentiel, c'est de ne pas se laisser abattre par les difficultés. En fin de compte, ce n'est pas la perfection qui compte, mais la persévérance. Parce qu'au bout du chemin, ce sont ces petites victoires qui s'accumulent, chaque jour un peu plus, et qui finissent par nous mener vers une liberté totale, une liberté retrouvée. Avec cette idée en tête, je pouvais avancer.

Gardez en tête que vous êtes capable de surmonter chaque obstacle, et souvenez-vous que, même dans la tempête, chaque effort compte. Vous pouvez le faire. Et puis, comme vous le savez... les tempêtes, si fortes soient-elles, finissent toujours par s'estomper pour s'arrêter.

Si vous avez trouvé la force de vous libérer de cette dépendance, sachez que vous avez déjà accompli quelque chose de remarquable. Vous avez franchi une étape déterminante, l'une des plus difficiles, et cela demande un courage immense. Choisir de reprendre le contrôle de votre vie, de votre santé, et de votre avenir, c'est un acte de bravoure. Vous avez pris une décision qui vous propulse vers un avenir plus sain et plus serein. Vous méritez vraiment d'être fier de vous, et sachez que votre parcours inspire bien plus que vous ne le pensez. Car, une fois que vous aurez réussi à arrêter de fumer, alors vous aussi, vous pourrez aider d'autres personnes, qui n'attendent que votre histoire, pour les aider eux aussi, à arrêter de fumer.

D'ailleurs, dans mon histoire, je me souviens encore des premiers jours après ma propre décision d'arrêter. C'était un véritable défi, parfois accablant. L'envie de fumer m'envahissait à des moments où je ne m'y attendais pas, comme après un repas un peu trop copieux, en discutant avec des amis, ou encore dans ces moments de grand stress où l'on cherche à se soulager. Mais chaque fois que j'ai résisté, j'ai ressenti une petite victoire en moi, comme si j'avais pris un peu plus de contrôle sur cette habitude qui me gouvernait depuis trop longtemps. Et à chaque fois, cette sensation de liberté s'est renforcée.

Dans les moments les plus difficiles, rappelez-vous que cette force que vous avez en vous ne vous a pas abandonné depuis le premier pas. Elle est toujours là, à chaque respiration sans tabac, vous guidant et vous soutenant, même lorsque la tentation de la cigarette, semble écrasante. C'est comme ces moments où l'on se dit : « *Je ne vais pas réussir, mais je vais essayer encore une fois.* » Ces tentatives ne sont pas des échecs, mais des batailles gagnées à chaque reprise.

Avant de gagner la guerre, menait contre la cigarette, on gagne des batailles et petit à petit on avance de plus en plus vers l'ennemie et là... hop ! on a vaincu la cigarette.

Au fur et à mesure des semaines et des mois, les envies se font moins présentes. Je me souviens avoir célébré mes premiers mois sans tabac avec une petite sortie, juste pour me rappeler à quel point le chemin parcouru était précieux. Ce n'était pas grand-chose, juste une soirée pizza et crêpes chez moi entre amis non-fumeurs, une manière de marquer ma victoire.

Et puis, il y a la famille et les amis. Ils ne vous jugent pas, ils vous soutiennent. Je me souviens qu'au début de mon arrêt, ma sœur m'avait envoyé un message chaque soir : « Tu tiens bon, continue comme ça ! » Ces petites attentions m'ont donné la force de continuer. Vous verrez que ceux qui vous entourent jouent un rôle essentiel. Ils sont là pour vous rappeler que vous n'êtes pas seul, que chaque pas que vous faites à un impact sur eux aussi. Votre succès devient leur succès.

Alors, quand les moments de doute arrivent, rappelez-vous de cette force que vous avez déjà montrée, de toutes les petites victoires que vous avez accumulées. Avancez avec confiance, car chaque pas vous rapproche de la liberté, de la santé, et d'une vie plus riche et plus épanouissante. Vous êtes capable, et vous êtes déjà plus fort que vous ne l'imaginez. Si vous lisez ces lignes, c'est que oh oui... vous êtes fort ! J'ai confiance en vous.

Partager vos succès avec vos proches est une étape essentielle dans ce parcours vers la liberté. Ces moments de joie que vous partagez avec ceux qui vous soutiennent, renforcent et votre motivation, mais également vos liens. Je me souviens du premier mois sans tabac, j'avais organisé un petit dîner avec mes amis proches. Au lieu de se concentrer sur les défis, nous avons partagé des rires, des histoires et des souvenirs, tout en me félicitant pour ce premier mois sans cigarette. C'était un vrai booster, un moment précieux où j'ai pu mesurer le chemin parcouru et sentir leur soutien sincère dans chaque éclat de rire.

Mais, il arrive aussi que les choses deviennent parfois, plus compliquées, que l'envie de fumer revienne plus forte, ou que le stress des premiers jours du sevrage prenne le dessus. Alors, dans ces moments-là, ne laissez pas la solitude vous envahir. L'un des plus grands enseignements que j'ai tirés de cette expérience a été de comprendre que demander de l'aide n'est en rien une faiblesse, mais au contraire un acte de courage. Il y a des jours où la tentation était tellement forte que j'avais juste envie de tout abandonner. C'est alors que j'ai contacté un ami qui avait déjà arrêté de fumer. Il m'a écouté sans juger, m'a donné quelques conseils et m'a surtout rappelé pourquoi j'avais commencé ce chemin. Ces échanges m'ont permis de retrouver mon calme et de repartir de plus belle.

N'ayez pas peur de solliciter de l'aide, que ce soit en parlant à un ami, un membre de votre famille ou un professionnel. Ces moments de vulnérabilité sont humains et demandent une force particulière pour les traverser.

En fin de compte, cultiver des relations pleines de bienveillance et d'encouragements est indispensable, car ces personnes qui vous soutiennent, qui croient en vous, jouent un rôle clé dans votre parcours. Ils vous rappellent que vous n'êtes pas seul et vous motivent à aller toujours un peu plus loin. Ensemble, vous êtes plus forts. Vous pouvez surmonter les obstacles, même les plus difficiles, avec une détermination commune et une énergie collective.

Rappelez-vous aussi de pourquoi vous avez pris la décision d'arrêter de fumer. Peut-être que vous avez voulu améliorer votre santé, être là pour vos proches ou simplement vous libérer de cette dépendance. Ces raisons sont vos piliers. Quand la tentation de retomber dans vos anciennes habitudes se fait sentir, souvenez-vous de ces motivations profondes. Elles vous rappellent votre pouvoir de changer, de prendre soin de vous et de votre avenir. Ce sont elles qui vous guideront à travers les moments d'incertitude, vous donnant la force de continuer, un jour à la fois.

En repensant à votre décision d'arrêter de fumer, il est probable que certains souvenirs reviennent, comme ces moments où, après avoir monté quelques étages, vous vous retrouviez essoufflé, la poitrine serrée. Ou encore ces préoccupations constantes pour votre santé à long terme. Je me souviens, à une époque, je montais les escaliers du bâtiment où habitait ma sœur et je m'arrêtais au milieu pour reprendre mon souffle. C'était tellement frustrant de sentir que ma propre respiration me trahissait. J'en avais mal au poumon, tellement je fumais. Ces petits moments sont peut-être aussi pour vous, loin derrière vous maintenant, mais ils ne doivent pas être oubliés. Ce sont eux qui vous ont poussé à faire ce premier pas vers une vie sans tabac, et ils continueront de vous rappeler pourquoi vous avez choisi de vous libérer de cette dépendance. Fumer, c'est pas normal... je me le disais souvent.

La préservation de votre santé est certainement l'une des raisons les plus puissantes pour lesquelles vous avez pris cette décision. En arrêtant de fumer, vous avez fait un choix audacieux, celui de protéger ce bien précieux qu'est votre corps. Je me rappelle encore de ce jour où, après quelques semaines sans fumer, j'ai eu une sorte de « révélation » en montant les escaliers sans être à bout de souffle. C'était un moment tellement simple, mais d'une immense satisfaction. Les bénéfices immédiats sont là, avec un cœur plus sain, des poumons qui ne râlent plus à chaque effort, un risque moindre de maladies graves. Vous avez fait un investissement pour votre avenir et pour votre bien-être.

Mais au-delà de votre propre santé, il y a aussi cet amour pour vos proches, ce désir de les protéger. Peut-être avez-vous arrêté de fumer pour être un meilleur modèle pour vos enfants ou pour ne pas risquer de devenir un fardeau pour vos amis et votre famille. Moi, c'était un peu ça. Pour mes nièces et neveux. J'ai arrêté de fumer, pour leur montrer que prendre soin de soi, c'est le plus beau cadeau qu'on puisse se faire. Et puis, en voyant la fierté dans les yeux de mes proches à chaque étape franchie, c'est devenu un moteur. Ne l'oubliez pas, vous êtes un exemple, même si vous n'en êtes pas toujours conscient. Votre choix a un impact, non seulement sur vous, mais aussi sur ceux qui vous entourent.

Enfin, il y a la qualité de vie que vous avez retrouvée. Vous avez peut-être commencé à remarquer des changements subtils, comme plus d'énergie pour courir, un sommeil plus réparateur, ou tout simplement, cette clarté d'esprit retrouvée. Je me souviens d'un matin où, après plusieurs mois sans fumer, j'ai pris une profonde inspiration et j'ai senti l'air frais dans mes poumons d'une manière que je n'avais pas ressentie depuis des années. C'était comme une petite victoire sur le temps. Ces bienfaits ne sont pas à négliger. Vous avez déjà gagné beaucoup en termes de bien-être physique et mental. Ce sont ces moments-là qui témoignent de votre réussite et qui vous rappellent, encore et encore, pourquoi vous avez pris cette décision.

Alors, dans les moments où la tentation se fait sentir, rappelez-vous de toutes ces raisons, sur votre santé, celle de vos proches, et la qualité de vie retrouvée. Ça motive de le savoir. Ces motivations, elles sont là pour vous soutenir, pour vous rappeler que vous êtes sur la bonne voie.

Soyez doux avec vous-même, car dans ce chemin de transformation et de bien-être, il est normal de rencontrer des obstacles, d'avoir des hauts et des bas, et parfois même de faire face à des rechutes. Ne vous décourager surtout pas, car ces moments, aussi déstabilisants qu'ils puissent être, ne définissent pas qui vous êtes, ni ce dont vous êtes capable. Ne laissez pas une rechute vous faire perdre de vue vos progrès.

Rappelez-vous, apprendre à vous pardonner est un acte de force et de sagesse. Personne n'est parfait, et vous n'êtes pas obligé d'être toujours à la hauteur des attentes. Je me souviens d'une période où, après avoir fait quelques pas en avant, j'ai connu une rechute qui m'a vraiment déstabilisé. J'étais tenté de me laisser engloutir par la culpabilité, à m'en faire grincer des dents. Mais j'ai vite compris que la seule chose qui comptait, c'était de me relever, d'apprendre de mes erreurs et de recommencer avec plus de détermination. Ce qui est important, ce n'est pas l'erreur elle-même, mais la manière dont on choisit de la gérer. Apprenez à accepter vos moments fragiles et à les transformer en leçons. Vous êtes humain, et cela fait partie du processus.

Rappelez-vous, en tout temps, que vous êtes digne d'affection et de bienveillance, surtout de la vôtre. Il est facile de se perdre dans les exigences de la vie ou dans les jugements que l'on peut avoir de soi-même, mais il est important de cultiver une relation pleine de compassion avec soi-même. Je me souviens de ce moment où, après une longue période de lutte contre la tentation, je me suis arrêté et j'ai pris un instant pour me dire : « Tu fais de ton mieux. » Ce simple acte de bienveillance envers moi-même a été un véritable tournant. Parce que, lorsque vous apprenez à vous traiter avec douceur, c'est là que naît la force et la résilience nécessaires pour avancer.

Alors, quand l'envie de céder à la dépendance se fait sentir, souvenez-vous que vous êtes plus fort que cette vieille habitude. Je me rappelle la première fois où, pris dans une vague d'envie, je me suis entendu dire, presque en riant : « Arrête de me fumer la vie ! » Ce qui m'a donné l'idée du titre de ce livre que vous tenez entre vos mains. C'est une phrase qui peut paraître simple, mais qui a eu un impact puissant.

C'était un petit acte de résistance, un rappel que je suis maître de ma vie. À chaque fois que vous repoussez la tentation, vous montrez à votre esprit et à votre corps que vous êtes plus puissant que ce vieux réflexe. Vous êtes celui ou celle qui décide. Vous méritez une vie remplie de santé, d'énergie et de liberté, loin des chaînes du tabac.

Un jour sans tabac, une heure sans envie, même une simple journée où vous ne vous laissez pas emporter par la tentation, tout cela compte. C'est un peu comme quand on grimpe une montagne, où chaque pas en avant, même si petit soit-il, vous rapproche du sommet. Ne sous-estimez jamais la puissance de votre volonté. Vous avez en vous cette force qui vous permet de naviguer à travers les tempêtes et de prendre les commandes de votre propre vie.

Donc, continuez à avancer avec cette force tranquille, avec la persévérance d'un guerrier et la confiance d'un capitaine qui connaît bien son navire. Croyez en vous. Vous avez en vous cette capacité incroyable de changer, de grandir et de créer une vie plus saine et épanouie. Ne l'oubliez jamais : « Vous êtes maître de votre vie. »

Arrête de me fumer la vie

Arrête de me fumer la vie,
chaque jour sans toi, c'est un pari.
Quand la tentation frappe à la porte,
on la laisse dehors, et notre cœur l'emporte.

Pas à pas, on laisse l'ombre derrière,
les matins sans fumée, c'est une lumière claire.
On sait que le chemin peut sembler incertain,
mais chaque petit pas nous rend plus sereins.

Les envies surgissent, parfois comme un mirage,
mais notre volonté est plus forte, plus sage.
Chaque jour sans tabac, c'est un cadeau précieux,
on se sent plus léger, plus fort, plus heureux.

Célébrons ensemble ces petites victoires,
car chaque pas fait briller notre histoire.
Avec le soutien des amis, des sourires partagés,
on adoucit les moments, et ils nous font avancer.

Alors, avec une voix pleine de confiance,
lance à cette cigarette toute ta résistance :

« Arrête de me fumer la vie,
je choisis ma liberté, et elle me sourit ! »

Face à cette habitude tenace qui, petit à petit, s'immisce dans nos vies et grignote nos ressources, rappelez-vous que la cigarette, malgré tout son pouvoir apparent, n'est pas invincible. Car entre vos mains, vous tenez déjà l'outil pour la vaincre, avec ce livre. C'est un compagnon précieux, une sorte de clé qui peut ouvrir la porte vers un avenir sans fumée.

Avec détermination et persévérance, en suivant les conseils partagés ici, vous êtes sur le chemin d'une grande victoire. Vous pouvez imaginer une vie où les chaînes de la cigarette n'ont plus de prise, où chaque respiration est plus légère, plus saine, et l'air autour de vous plus pur.

Merci sincèrement d'avoir pris ce moment pour lire ces mots, qu'ils vous rapprochent un peu plus de la liberté que vous méritez.

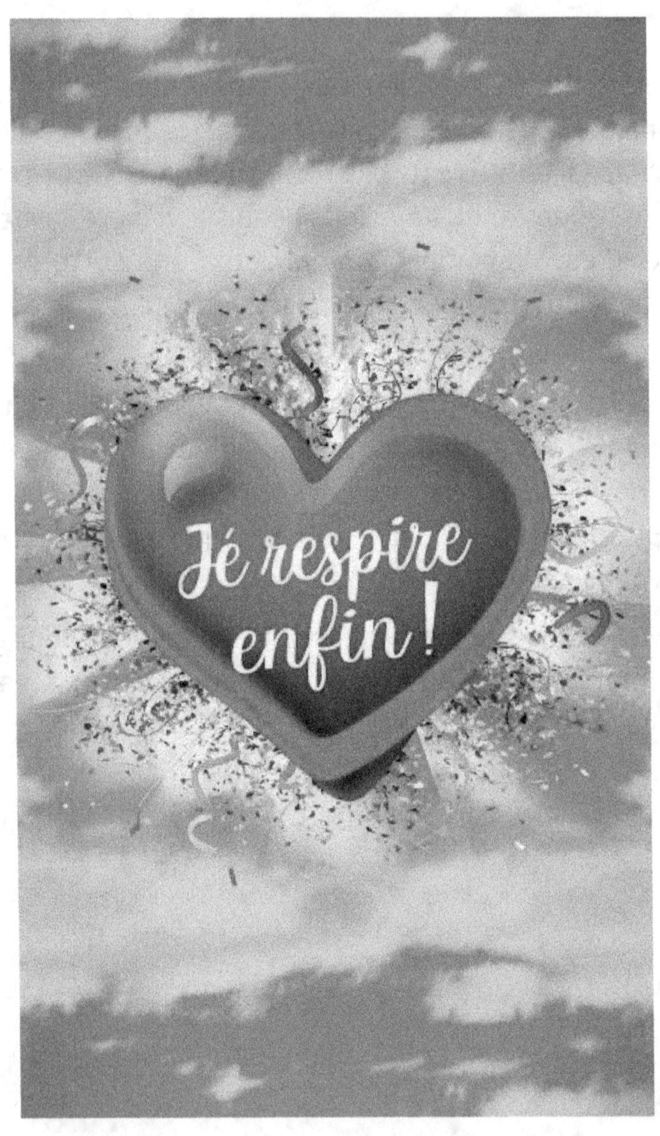

Je respire enfin !

Table des matières

Lettre d'introduction 1

Préface 3

Arrête de me fumer la vie ! 5

Importance de l'arrêt du tabac 7

À gauche poumon d'un non-fumeur 12

Suggestion de cocktail, légumes et fruits 19

Les défis associés à l'arrêt du tabac.............21

Ennemies de notre santé.............................31

Effets de la nicotine sur le cerveau............. 32

Ne laissons pas nos cerveaux se dérégler 40

Mécanismes de la dépendance 41

Addiction au tabac.................................. 47

Libérez-vous, brisez ses chaînes, ... 48

Fixer des objectifs clairs........................... 49

Visez bien pour toucher votre ennemi 55

Identifier les déclencheurs de la cigarette ... 56

Identifier les déclencheurs du tabagisme..... 63

Pourquoi me rend-elle dingue ?................. 64

Renforcer la motivation à arrêter 65

Lutter pour une vie sans tabac 70

Combattre pour la victoire 72

Éviter les situations stressantes 73

Dans le quotidien, le stress s'insinue, ... 80

Stratégies pour faire face aux envies 81

Le chemin vers une vie sans tabac 92

Gestion des Symptômes 93

Un voyage pour la santé et le bien-être 99

Éliminer les tentations 100

Vaincre l'ombre de la cigarette 107

Impliquer le soutien des proches 109

Ensemble, dans l'étreinte 114

Identifier les signaux d'alarme 115

Vaincre l'appel de la cigarette 121

Stratégies pour éviter les rechutes 122

Stratégies dévoilées 129

Les bienfaits pour la santé 131

Une santé nouvelle, sans tabac 140

Trouver de nouvelles habitudes et activités 141

Activités pour faciliter le changement 149

Arrêter de fumer, étapes qui peuvent aider 151

Arrêter de fumer 166

Encouragement 167

Arrête de me fumer la vie 178

Je respire enfin ! 180

www.ingramcontent.com/pod-product-compliance
Lightning Source LLC
Chambersburg PA
CBHW061040250726
48653CB00001B/177